W0257002

Springer

Berlin
Heidelberg
New York
Hong Kong
London
Mailand
Paris
Tokio

Axel Dignass · Jürgen Stein (Hrsg.)

Chronisch entzündliche Darmerkrankungen

Stellenwert neuer therapeutischer Ansätze

Geleitwort von H. Goebel

Mit 17 Abbildungen, davon 11 in Farbe
und 4 Tabellen

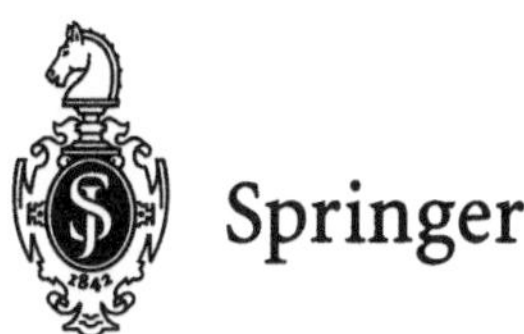

Springer

Priv.-Doz. Dr. AXEL DIGNASS
Universitätsklinikum der Humboldt-Universität
Universitätsklinikum Charité
Virchow-Kliniken, Medizinische Klinik
mit Schwerpunkt Hepatologie und Gastroenterologie
Augustenburger Platz 1
13353 Berlin

Professor Dr. Dr. JÜRGEN STEIN
Universitätsklinikum Frankfurt am Main
Medizinische Klinik II
Gastroenterologie/Klinische Ernährung
Theodor-Stern-Kai 7
60590 Frankfurt/Main

ISBN 978-3-540-44152-6   ISBN 978-3-642-19025-4 (eBook)
DOI 10.1007/978-3-642-19025-4

Die Deutsche Bibliothek – CIP-Einheitsaufnahme

Chronisch entzündliche Darmerkrankungen : [Gastroenterologie update 2002]
Hrsg.: Axel Dignass ; Jürgen Stein. – Berlin ; Heidelberg ; New York ;
Hongkong ; London ; Mailand ; Paris : Tokio : Springer , 2002
   ISBN 978-3-540-44152-6

http://www.springer.de/medizin

Satz: Goldener Schnitt, Sinzheim
Umschlagentwurf: design & production, Heidelberg

Gedruckt auf säurefreiem Papier   SPIN: 10891453   18/3920 hs– 5 4 3 2 1 0

Geleitwort

Gespräche unter Experten und in kleiner Runde haben den Vorteil und auch den Reiz, dass man auf hohem Wissensniveau diskutieren kann. Die Expertenrunde „Aktuelle Gastroenterologie" traf sich mittlerweile zum dritten Mal und hat sich bereits zu einer festen Institution entwickelt. In diesem Jahr befasste sie sich mit Therapiestrategien bei chronisch entzündlichen Darmerkrankungen, wobei sowohl die bewährten Therapieprinzipien unter Aspekten einer evidenzbasierten Medizin neu bewertet, als auch der Wert neuer Therapiestrategien beleuchtet wurden.

Führende Referenten diskutierten etablierte, altbewährte und alternative neuere Therapieansätze sowie die Möglichkeiten der Prävention intestinaler Dysplasien und Neoplasien bei chronisch entzündlichen Darmerkrankungen. Ein besonderer Themenschwerpunkt war dabei den immunmodulierenden Therapien gewidmet.

Wiederum war das wissenschaftliche Niveau der Vorträge und Gesprächsrunden sehr hoch, wobei insbesondere eine kritische und ausführliche Diskussion im Mittelpunkt stand. Bei der Auswahl der Themen, die aus dem üblichen Rahmen der Symposien zu chronisch entzündlichen Darmerkrankungen positiv herausstach, wurde Wert darauf gelegt, klinische Standards und mögliche zukünftige, derzeit noch in der Erprobungsphase befindliche, Therapieverfahren gegeneinander kritisch hinsichtlich ihrer Wertigkeit in der aktuellen Therapie der chronisch entzündlichen Darmerkrankungen zu analysieren.

Es ist ein besonderes Verdienst von Herrn PD Dr. Axel Dignass und von Prof. Dr. Dr. Jürgen Stein, diese Tagung nicht nur organisiert, sondern schließlich auch die wichtigsten Aspekte in einem Kongressband als Herausgeber zusammengefasst zu haben. Wegen der übersichtlichen Darstellung aktueller Therapieverfahren bei CED-Patienten wird dieses Buch nicht nur für Spezialisten hilfreich sein.

Prof. Dr. Harald Goebell

Vorwort

Die Ätiologie der chronisch entzündlichen Darmerkrankungen Morbus Crohn und Colitis ulcerosa bleibt trotz zahlreicher neuer wissenschaftlicher Erkenntnisse in den letzten Jahren ungeklärt. Aus diesem Grunde ist bis heute eine kausale Therapie der chronisch entzündlichen Darmerkrankungen nicht möglich. Die gegenwärtig etablierten Therapiemodalitäten versuchen, eine symptomatische Kontrolle der entzündlichen Veränderungen und klinischen Symptome sowie eine Regulation des fehlgesteuerten Immunsystems zu bewirken. Aufgrund umfangreicher wissenschaftlicher Bemühungen haben sich in den letzten Jahren zahlreiche neue Optionen in der Therapie der chronisch entzündlichen Darmerkrankungen ergeben, während die Bedeutung altbewährter Therapieprinzipien unter den Vorstellungen einer evidenzbasierten Therapie anders bewertet wird. Insbesondere drängen in jüngster Zeit neue biologische Therapieverfahren in die Klinik, deren Stellenwert für den nicht ständig mit chronisch entzündlichen Darmerkrankungen umgehenden Mediziner nicht immer eindeutig einzuordnen ist.

Bereits zum dritten Mal traf sich eine Expertenrunde vom 15. bis 17. März 2002 in Wyk auf Föhr, um die aktuellen Standards sowie potentielle neue Optionen in der Therapie der chronisch entzündlichen Darmerkrankungen zu diskutieren. Der Schwerpunkt der Vorträge und Diskussionen lag diesmal insbesondere in der Bewertung der aktuellen therapeutischen Standards in der Therapie der chronisch entzündlichen Darmerkrankungen unter Berücksichtigung evidenzbasierter Therapieempfehlungen und möglicher für die Zukunft relevanter Therapieverfahren, deren Stellenwert derzeit noch als nicht ausreichend etabliert einzuordnen ist.

Die Herausgeber möchten wiederum allen Beitragsautoren danken, dass sie so bereitwillig und kurzfristig ihre Vorträge als publikationswürdige Manuskripte zur Verfügung gestellt haben. Die Beiträge dieses Bandes stellen in komprimierter Form die Informationen und Erkenntnisse der Expertenrunde einem weiteren fachlich interessierten Kreis zur Verfügung. Das Buch richtet sich in gleicher Weise an den in der Klinik und Praxis tätigen Internisten und Gastroenterologen, wie auch an Allgemeinmediziner und Chirurgen sowie alle Ärzte, die Patienten mit chronisch entzündlichen Darmerkrankungen betreuen. Weitere Informationen zu den verschiedenen Themen können zusätzlich den umfangreichen Literaturverzeichnissen entnommen werden.

Die Herausgeber danken besonders der Firma Ferring Arzneimittel GmbH für die großzügige Unterstützung der Diskussionsrunde und Erstellung dieses Buches. Dank gebührt auch dem Springer-Verlag, insbesondere Frau Hanna Hensler-Fritton, für die reibungslose und konstruktive Zusammenarbeit sowie Frau Gabi Lüdemann für die zügige Überarbeitung der Manuskripte und Erstellung des Sachverzeichnisses, was eine zeitnahe und somit aktuelle Publikation der Vortragsmanuskripte ermöglichte.

Berlin und Frankfurt am Main,   AXEL DIGNASS
im Juli 2002   JÜRGEN STEIN

Inhaltsverzeichnis

TEIL I
Alternative Therapieansätze bei CED

1 Weihrauch
P. Hoffmann 1

2 Anthroposophische Medizin
H. Matthes 11

3 Leukozytenapherese
J. Emmrich, D. Nowak, S. Liebe 31

4 Ernährungstherapie bei CED-Effektivität und Wirkungsweise
D. Schwab 39

5 Probiotika bei chronisch entzündlichen Darmerkrankungen
A. Sturm 51

TEIL II
Prävention intestinaler Dysplasien und Neoplasien

6 Bewährte und neue diagnostische Strategien
zur Früherkennung intestinaler Dysplasien und Neoplasien
F. Seibold 65

7 Chemoprävention des kolitisassoziierten kolorektalen
Karzinoms mit Mesalazin
C. Gasché 75

8 Folsäure und Ursodesoxycholsäure
F. Kullmann 81

TEIL III
Immunmodulierende Therapien

9 Bewährte und neue Therapiestrategien
   bei entzündlichen Darmerkrankungen
   M. Reinshagen 103

10 Cyclosporin A und Tacrolimus
   K. Fellermann 111

11 Methotrexat als Therapiestrategie
   bei chronisch entzündlichen Darmerkrankungen
   M.N. Göke 125

12 Therapiealternativen in der Immunsuppression –
   Mycophenolat-Mofetil und 6-Thioguanin
   K. Herrlinger 139

13 Infliximab
   R. Duchmann 145

14 Thalidomid und Morbus Crohn
   H. Gockel, A. Lügering, T. Kucharzik,
   J. Heidemann, W. Domschke, N. Lügering 151

15 Was bringen neue Zytokine und Antizytokine
   bei chronisch entzündlichen Darmerkrankungen?
   G. Rogler 167

Sachverzeichnis 187

Mitarbeiterverzeichnis

DOMSCHKE, W., Prof. Dr.
Westfälische Wilhelms-Universität
Medizinische Klinik und Poliklinik B
Albert-Schweitzer-Str. 33, 48149 Münster

DUCHMANN, R., Dr.
Universitätsklinikum Benjamin Franklin
Medizinische Klinik I
Hindenburgdamm 30, 12200 Berlin

EMMRICH, J., Prof. Dr.
Abt. für Gastroenterologie
Klinik für Innere Medizin
Universität Rostock
Ernst-Heydemann-Str. 6, 18057 Rostock

FELLERMANN, K., Dr.
Zentrum Innere Medizin I
Robert-Bosch-Krankenhaus
Auerbachstr. 110, 70376 Stuttgart

GASCHE, C., Univ. Prof. Dr.
Universität Wien
Universitätsklinik für Innere Medizin IV
Abt. für Gastroenterologie und Hepatologie
Währinger Gürtel 18-20, 1090 Wien, Österreich

GOCKEL, H., Dr.
Westfälische Wilhelms-Universität
Medizinische Klinik und Poliklinik B
Albert-Schweitzer-Str. 33, 48149 Münster

GÖKE, M.N., Dr.
Medizinische Hochschule Hannover
Zentrum Innere Medizin
Abt. für Gastroenterologie und Hepatologie
Carl-Neuberg-Str. 1, 30625 Hannover

HEIDEMANN, J., Dr.
Westfälische Wilhelms-Universität
Medizinische Klinik und Poliklinik B
Albert-Schweitzer-Str. 33, 48149 Münster

HERRLINGER, K., Dr.
Robert-Bosch-Krankenhaus
Innere Medizin I
Auerbachstr. 110, 70376 Stuttgart

HOFFMANN, P., Dr.
Klinikum der Ruhr-Universität Bochum
Medizinische Klinik I
St. Josef Hospital
Gudrunstr. 56, 44791 Bochum

KUCHARZIK, T., Priv.-Doz. Dr.
Westfälische Wilhelms-Universität
Medizinische Klinik und Poliklinik B
Albert-Schweitzer-Str. 33, 48149 Münster

KULLMANN, F., Priv.-Doz. Dr.
Klinikum der Universität Regensburg
Klinik und Poliklinik für Innere Medizin I
93042 Regensburg

LIEBE, S., Dr.
Klinik für Innere Medizin
Universität Rostock
Ernst-Heydemann-Str. 6, 18057 Rostock

LÜGERING, A., Dr.
Westfälische Wilhelms-Universität
Medizinische Klinik und Poliklinik B
Albert-Schweitzer-Str. 33, 48149 Münster

LÜGERING, N., Dr.
Westfälische Wilhelms-Universität
Medizinische Klinik und Poliklinik B
Albert-Schweitzer-Str. 33, 48149 Münster

MATTHES, H., Dr.
Leiter Abt. Gastroenterologie
Gemeinschaftskrankenhaus Havelhöhe
Kladower Damm 221, 14085 Berlin

NOWAK, D., Dr.
Klinik für Innere Medizin
Universität Rostock
Ernst-Heydemann-Str. 6, 18057 Rostock

REINSHAGEN, M., Dr.
Universität Ulm
Innere Medizin I
Robert-Koch-Str. 8, 89081 Ulm

ROGLER, G., Priv.-Doz. Dr.
Klinikum der Universität Regensburg
Klinik und Poliklinik für Innere Medizin I
93042 Regensburg

SCHWAB, D., Dr.
Universitätsklinikum Erlangen
Medizinische Klinik I mit Poliklinik
Ulmenweg 18, 91054 Erlangen

SEIBOLD, F., Priv.-Doz. Dr.
Universität Bern
Medizinische Klinik
Abt. für Gastroenterologie
Freiburgstr. 4, 3010 Bern, Schweiz

STURM, A., Dr.
Universitätsklinikum Charité – Campus Virchow Klinikum
Medizinische Klinik m.S.
Hepatologie und Gastroenterologie
Augustenburger Platz 1, 13353 Berlin

Alternative Therapieansätze bei CED

KAPITEL 1

Weihrauch

P. Hoffmann

Weihrauch gehört zu den ältesten pflanzlichen Präparationen, die über Jahrhunderte zur Bekämpfung entzündlicher Erkrankungen eingesetzt wurden. In Europa war Weihrauch bis zum Beginn des 20. Jahrhunderts ein bedeutender Bestandteil der Pharmacopoeia der in dieser Zeit üblichen pflanzlichen Medizin. In der chinesischen, der nordafrikanischen und der klassischen indischen „ayurvedischen" Medizin ist Weihrauch bis zum heutigen Tage noch immer ein wesentlicher Bestandteil. Synonym mit der Bezeichnung „Weihrauch" werden Begriffe wie Olibanum und Salai guggal verwandt [9].

Im Altertum und z. T. auch noch bis in die Gegenwart hinein wurde und wird Weihrauch bei religiösen Zeremonien und Staatsakten verwendet. Der Gebrauch von Weihrauch ist bei vielen Religionen, wie dem Judentum, den römischen Religionen, den meisten Religionen Asiens und in der katholischen, orthodoxen und anglikanischen Kirche, verbreitet. Bestandteil der christlichen Liturgie ist Weihrauch erst etwa seit dem 4. Jahrhundert n. Chr. Heute werden neben dem Harz von Boswellia carterii (Olibanum) auch andere Substanzen wie Balsam, Zimt, Myrrhe, Sandelholz und Moschus bei Zeremonien verräuchert [9].

Weihrauch im engeren Sinne ist das Produkt spezieller Bäume der Gattung der Burseracea, die nur an wenigen Orten der Erde gedeihen. Natürliche Vorkommen finden sich in Afrika, hier insbesondere in Eritrea, im Süden der arabischen Halbinsel, den heutigen Ländern Jemen und Oman sowie in Indien. In diesen Ländern wächst der Weihrauchbaum bevorzugt an den nördlichen Hängen der Küstengebirge. Im Altertum waren Gewinnung und Verarbeitung des Weihrauchs und der Export nach Ägypten, Mesopotamien und Europa ein bedeutender Wirtschaftsfaktor. Am Weihrauch verdienten die Großgrundbesitzer, die das Land, auf dem die speziellen Baumarten wuchsen, verpachteten, die Leiharbeiter, die vornehmlich aus dem Oman in den Jemen kamen, um hier als Erntehelfer zu arbeiten, und die Beduinen, die das Weihrauchharz über die „Weihrauchstraße" vom Süden der arabischen Halbinsel bis nach Ägypten, Mesopotamien und Europa transportierten. Nicht zuletzt verdienten Händler vor Ort am Verkauf des Weihrauchs. Der Bedeutung des Weihrauches entsprechend, ließ die ägyptische Königin Hatschepsut etwa 1500 v. Chr. ganze Bäume aus dem Süden der arabischen Halbinsel bis nach Ägypten bringen, um sie dort anzupflanzen [9].

Weihrauch ist der Wundsaft der Spezies Boswellia serrata und Boswellia carterii. Diese Bäume bringen im Frühjahr weiße Blüten und im Frühsommer beerenartige Steinfrüchte hervor. Im Spätherbst entwickelt der eher flache, aber weit verzweigte Baum befilzte und weit auseinander stehende Blätter [9].

Die Gewinnung des Weihrauchs erfolgt, indem zunächst die Rinde der Bäume in der heißen Jahreszeit, beginnend etwa im Mai des Jahres, abgeschabt wird. Aus den so entstandenen Wunden tritt eine klebrig-milchige Flüssigkeit aus, die an der Luft trocknet. Diese ist zunächst noch qualitativ minderwertig und wird verworfen. Erst nach wiederholtem Abschaben der Baumrinde kann der Wundsaft verwendet werden. Das austretende Harz der verletzten Bäume wird einmal wöchentlich gesammelt, wobei eine Ausbeute von etwa 500 g pro Woche bei einem Baum mittlerer Größe erzielt werden kann. Die Ernte endet für gewöhnlich mit Ende der warmen Jahreszeit im Oktober, da dann die Fließtätigkeit des Wundsekretes abnimmt. Für den Baum folgt dann eine 1- bis 2-jährige Ruhephase, bevor er wieder für die Harzgewinnung verwendet werden kann [9].

Bis zum Jahre 1984 wurden etwa 250 Inhaltstoffe und Pyrolysate des Weihrauchharzes beschrieben und bis heute sind noch nicht alle Inhaltstoffe des Weihrauchs bekannt. Die Toxikologen Martinez und Loos entdeckten, dass bei Verbrennung, beim Räuchern und beim Kauen des Weihrauchharzes psychoaktives Tetrahydrocanabinol (THC) gebildet werden kann [8]. Etwa 20% der Inhaltstoffe des Weihrauches bestehen aus Boswellia-Säuren und ihren Isomeren [7]. Boswellia-Säuren sind pentazyklische Triterpene (Abb. 1.1) [7], die sich durch Ethanolauszug und hochdruckflüssigkeitschromatographische Trennung aus dem Weihrauchharz isolieren lassen [7].

Einzelberichte wiesen auf eine mögliche antientzündliche Wirkung von Weihrauchextrakten hin; so reduzierte Weihrauch das Carageenan-induzierte Pfotenödem bei Ratte und Maus [15] und es verminderte die Aktivität einer experimentell-induzierten Arthritis im Tiermodell bei Ratte und Kaninchen [14]. In diesen Untersuchungen fanden sich keine signi-

Abb. 1.1. Strukturformel Boswellia-Säuren

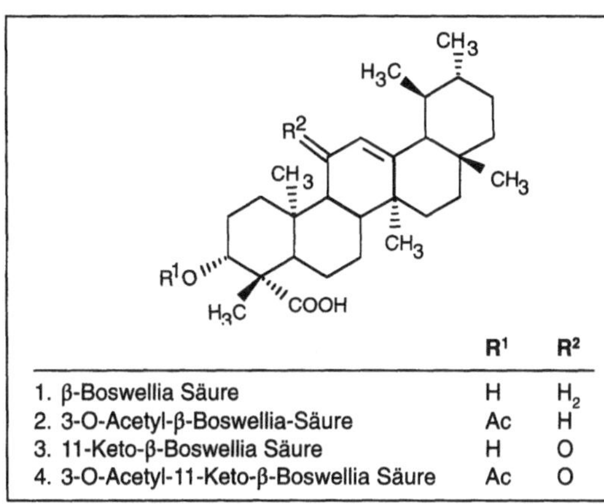

	R¹	R²
1. β-Boswellia Säure	H	H₂
2. 3-O-Acetyl-β-Boswellia-Säure	Ac	H
3. 11-Keto-β-Boswellia Säure	H	O
4. 3-O-Acetyl-11-Keto-β-Boswellia Säure	Ac	O

fikanten Nebeneffekte des Weihrauchextraktes auf das zentrale Nervensystem, das kardiovaskuläre oder das respiratorische System.

Die Grundlage der Idee, Extrakte des Weihrauchs zur Behandlung chronisch entzündlicher Darmerkrankungen einzusetzen, beruht vor allem auf den Untersuchungen von Ammon, der 1991 zeigen konnte, dass Weihrauch in kalziumstimulierten peritonealen Granulozyten der Ratte dosisabhängig die Leukotrien-B-4-Produktion der 5-Lipoxygenase inhibieren kann [2]. Wirksam waren dabei sowohl das Rohmaterial des Weihrauchharzes, wie auch dessen Ethanolextrakte. Im Folgejahr konnten Safayhi und Mitarbeiter der gleichen Arbeitsgruppe zeigen, dass vor allem die im Weihrauch enthaltenen Isomere der Boswellia-Säuren die 5-Lipoxygenase signifikant inhibieren und die Leukotriene B-4- und 5-HETE-Produktion vermindern konnte [10]. Im Gegensatz hierzu wurden Zyklooxygenase, 12-Lipoxygenase und die Peroxydierung von Arachidonsäure durch Fe-Ascorbat nicht durch die Boswellia-Säuren beeinflusst. Im Jahre 1997 konnten wiederum Safayhi und Mitarbeiter zeigen, dass verschiedene Boswellia-Säuren auch die menschliche Leukozytenelastase in vitro hemmen können [11].

Die Eigenschaft, die 5-Lipoxygenase und die menschliche Leukozytenelastase inhibieren zu können, war dabei lediglich der β-Boswellia-Säure und der Acetyl-11-Keto-β-Boswellia-Säure möglich, nicht aber dem α-Amyrin, dem β-Amyrin oder der ursolischen Säure, die jeweils mehr oder weniger ausgeprägt in der Lage waren, die menschliche Leukozytenelastase in vitro zu inhibieren.

Die Acetyl-11-Keto-β-Boswelliasäure ist nach einer Untersuchung von 1995 [12] die wirksamste Komponente des Weihrauchharzes und ist ein nichtkompetitiver Non-redox-Inhibitor der 5-Lipoxygenase. Dennoch scheint die Acetyl-11-Keto-β-Boswellia-Säure an einem anderen Ort als die Arachidonsäure an die 5-Lipoxygenase zu binden und kann dort von anderen pentazyklischen Triterpenen ohne 11-Keto-Funktion oder ohne Carboxylfunktion an Ring A dosisabhängig kompetitiv neutralisiert werden.

Als Folge dieser erstaunlichen In-vitro-Ergebnisse konnte gezeigt werden, dass Weihrauchextrakte die Hepatits-C-Virusprotease zu 70-100% inhibieren können [5] und dass Extrakte des Weihrauchs einen Einfluss auf das perifokale Hirnödem bei Patienten mit malignen Gliomen haben. Weihrauch inhibiert katalytisch die menschlichen Topoisomerasen-1 und -2a [16] und es aktiviert die P-42- und P-38-MAP-Kinasen und stimuliert die Kalziummmobilisation in menschlichen PMNL [1].

Viele Einzelfallberichte zur erfolgreichen Behandlung einer chronischen Polyarthritis mit Weihrauch wurden bekannt, große kontrollierte Studien dazu liegen jedoch nicht vor. Eine einzelne Studie, bei der immerhin 37 Patienten berücksichtigt wurden, zeigten letztlich keinen signifikanten Effekt des Weihrauchs auf die entzündliche Aktivität bei chronischer Polyarthritis [13]. In einer Pilotstudie konnte Gupta 1997 erste Hinweise dafür gewinnen, dass Weihrauch möglicherweise ebenso effektiv ist wie Sulfasalazin in der Behandlung der aktiven Colitis ulcerosa [4]. Gupta und Mitarbeiter führten eine monozentrische (Jamu-City, Indien), nicht plazebokontrollierte Studie über einen Zeitraum von 1,5 Jahren durch. Dabei wurden insgesamt 42 Patienten eingeschlossen, 34 Patienten wurden mit Boswellia-serrata-Extrakt (3-mal 350 mg) und lediglich acht Patienten mit Sulfasalazin (3-mal 1 g/Tag) therapiert. Die Randomisierung erfolgte nach Kaufkraft der einzelnen Patienten, was offensichtlich zu einer vermehrten Einschleusung in die Boswellia-Gruppe führte. Der Endpunkt der Untersuchung wurde sechs Wochen nach Therapiebeginn gewählt. Verschiedene Parameter wurden erhoben, so gab es ein endoskopisches Scoring-System mit Graden 1-5, die sigmoidoskopisch überprüft wurden. Gleichzeitig wurden vor allem klinische Parameter wie die Zahl der Diarrhöen, die Zahl der blutigen Stuhlgänge und die abdominellen Schmerzen erfasst. An Laborparametern wurden im Blut Hb-Wert, Protein-, Eisen- und der Elektrolytgehalt gemessen. Retrospektiv fällt auf, dass vor allem sehr gering bis mittelgradig aktive Kolitiden eingeschlossen wurden. Alle Patienten zeigten eine Verbesserung des Krankheitsbildes, eine erstaunliche Remissionsrate von 82,4% in der Boswellia-serrata-Gruppe und eine hohe Remissionsrate von 75% in der Sulfasalazingruppe reflektiert vermutlich die gering entzündliche Aktivität der jeweiligen Erkrankungen bei Einschluss. Von Interesse sind die beobachteten Nebenwirkungen in der mit Boswellia serrata behandelten Gruppe von Patienten. Im Vordergrund standen retrosternales Brennen, Übelkeit, Völlegefühl und epigastrische Schmerzen. Insgesamt erlitten sechs von 34 mit Boswellia serrata behandelten Patienten diese Nebenwirkungen.

Kriegelstein und Mitarbeiter publizierten im Jahre 2001 eine Studie im Tiermodell. Verwendet wurde das Indomethacin-induzierte Ileitismodell in der Ratte. Dabei zeigte sich, dass wiederum dosisabhängig sowohl das Boswellia serrata-Rohextrakt wie auch die aufgereinigte Acetyl-11-Keto-β-Boswelliasäure (AKBA) signifikant den mikroskopisch und makroskopisch erhobenen Schleimhautschaden vermindern konnte [6]. In gleicher Untersuchung wurde auch die Zahl der rollenden und an der Gefäßinnenseite anheftenden Leukozyten im Entzündungsgebiet untersucht. Es fand sich eine signifikante Verminderung der rollenden und atherenten Leukozyten in der mit Boswellia-Extrakt und in der AKBA-behandelten Gruppe [6].

Die aktuellste Studie ist die von Gerhardt und Mitarbeitern durchgeführte Studie bei Patienten mit Morbus Crohn. Zielpunkt der Untersuchung war zu zeigen, dass Weihrauch in der Behandlung des aktiven Morbus Crohn ebenso wirksam ist wie Mesalazin. Aus ethischen Gründen war auf eine Plazebogruppe verzichtet worden. Die mit insgesamt etwa 100 eingeschleusten Patienten und schließlich 54 per Protokoll auswertbaren Patienten relativ kleine Studie zeigte, dass das verwendete Weihrauchpräparat (H-15) in vergleichbarem Ausmaß wie Mesalazin den CDAI über eine achtwöchige Therapie senken konnte [3].

Zusammenfassend kann gesagt werden, dass Weihrauchpräparate in vitro antientzündlich wirksam sind. Der Wirkung zugrundeliegend sind dabei inhibitorische Effekte auf die 5-Lipoxygenase und die Leukozytenelastase. Nur wenige Daten existieren zur Wirksamkeit von Weihrauchextrakten bei Colitis ulcerosa, Morbus Crohn und in einem Tiermodell einer Indomethacin-induzierten Ileitis in der Ratte. Insgesamt erscheint die Datenlage jedoch nicht ausreichend und müsste durch größere, flächendeckende Untersuchungen ergänzt werden. Problematisch ist, dass es sich bei den Weihrauchextrakten auch heute noch um wenig definierte pflanzliche Vielstoffgemische handelt. Vermutete biologisch aktive, antientzündliche Komponenten sind die Boswellia-Säuren, vor allem die Acetyl-11-Keto-β-Boswelliasäure. Diese ist jedoch nicht in notwendiger Reinheit und entsprechender Menge für Studien verfügbar. Das Präparat ist daher bis heute nicht für die Behandlung des Morbus Crohn zugelassen und kann zur Zeit lediglich in einem einzelnen Schweizer Kanton (Appenzell) bezogen werden. Auch wenn Weihrauchpräparate eine lange Tradition als Heilmittel haben und gut verträglich zu sein scheinen, muss bedacht werden, dass einzelne Patienten Nebenwirkungen wie retrosternales Brennen, Übelkeit, Völlegefühl und epigastrische Schmerzen erfahren. Bei optimaler Studiensituation ist eine vermutlich maximale Wirksamkeit vergleichbar zu Salizylaten zu erwarten, sodass die Präparate ggf. hier alternativ eingesetzt werden könnten. Eine Wirksamkeit vergleichbar zu der des Kortisons oder anderer moderner immunmodulatorischer Konzepte ist jedoch nicht zu erwarten.

Literatur

1. Altmann A, Fischer L, Schubert-Zsilavecz M, Steinhilber D, Werz O (2002) Boswellic acids activate p42(MAPK) and p38 MAPK and stimulate Ca(2+) mobilization. Biochem.Biophys.Res.Commun. 290: 185-190
2. Ammon HP, Mack T, Singh GB, Safayhi H (1991) Inhibition of leukotriene B4 formation in rat peritoneal neutrophils by an ethanolic extract of the gum resin exudate of Boswellia serrata. Planta Med 57: 203-207
3. Gerhardt H, Seifert F, Buvari P, Vogelsang H, Repges R (2001) Therapy of active Crohn disease with Boswellia serrata extract H 15. Z Gastroenterol 39:1-17
4. Gupta I, Parihar A, Malhotra P, Gupta S, Ludtke R, Safayhi H, Ammon HP (2001) Effects of gum resin of Boswellia serrata in patients with chronic colitis. Planta Med 67: 391-395
5. Hussein G, Miyashiro H, Nakamura N, Hattori M, Kakiuchi N, Shimotohno K (2000) Inhibitory effects of sudanese medicinal plant extracts on hepatitis C virus (HCV) protease. Phytother Res 14: 510-516
6. Krieglstein CF, Anthoni C, Rijcken EJ et al. (2001) Acetyl-11-keto-beta-boswellic acid, a constituent of a herbal medicine from Boswellia serrata resin, attenuates experimental ileitis. Int J Colorectal Dis 16: 88-95
7. Krohn K, Rao MS, Raman NV, Khalilullah M (2001) High-performance thin layer chromatographic analysis of anti-inflammatory triterpenoids from Boswellia serrata Roxb. Phytochem Anal 12: 374-376
8. Martinetz D, Lohs K, Jantzen J (1988) Weihrauch und Myrrhe: Kulturgeschichtliche und wirtschaftliche Bedeutung; Botanik, Chemie, Medizin. Wiss. Verl. Ges., Stuttgart
9. Pfeiffer M (2001) Der Weihrauch: Geschichte, Bedeutung, Verwendung. Friedrich Pustet, Regensburg
10. Hussein G, Miyashiro H, Nakamura N, Hattori M, Kakiuchi N, Shimotohno K (2000) Inhibitory effects of sudanese medicinal plant extracts on hepatitis C virus (HCV) protease. Phytother Res 14: 510-516

11. Safayhi H, Rall B, Sailer ER, Ammon HP (1997) Inhibition by boswellic acids of human leukocyte elastase. J Pharmacol Exp Ther 281: 460-463

12. Safayhi H, Sailer ER, Ammon HP (1995) Mechanism of 5-lipoxygenase inhibition by acetyl-11-keto-beta-boswellic acid. Mol Pharmacol 47: 1212-1216

13. Sander O, Herborn G, Rau R (1998) Is H15 (resin extract of Boswellia serrata, „incense") a useful supplement to established drug therapy of chronic polyarthritis? Results of a double-blind pilot study. Z Rheumatol 57: 11-16

14. Sharma ML, Bani S, Singh GB (1989) Anti-arthritic activity of boswellic acids in bovine serum albumin (BSA)-induced arthritis. Int J Immunopharmacol 11: 647-652

15. Singh GB, Atal CK (1986) Pharmacology of an extract of salai guggal ex-Boswellia serrata, a new non-steroidal anti-inflammatory agent. Agents Actions 18: 407-412

16. Syrovets T, Buchele B, Gedig E, Slupsky JR, Simmet T (2000) Acetyl-boswellic acids are novel catalytic inhibitors of human topoisomerases I and IIalpha. Mol Pharmacol 58: 71-81

KAPITEL 2

Anthroposophische Medizin

H. Matthes

> Wenn wir die Menschen nehmen wie sie sind,
> so machen wir sie schlechter.
> Wenn wir sie *behandeln*, als wären sie, was sie sein sollten,
> so bringen wir sie dahin, wohin sie zu bringen sind.
> (J.W. Goethe)

Anthroposophische Medizin versteht sich als Erweiterung der überwiegend somatisch orientierten naturwissenschaftlichen Medizin. Sie geht von einem humanistischen Menschenbild von Leib, Seele und Geist aus und berücksichtigt dies bei Diagnose und Therapie (holistischer Ansatz). Krankheit wird dabei weniger als Defekt, sondern vielmehr als ein aus dem Gleichgewicht gekommenes Kräfteverhältnis verstanden. Neben den naturwissenschaftlich begründeten Medikamenten, werden (Natur-)Heilmittel zur Anregung der Selbstheilungskräfte (Hygio- und Salutogenese) und zum Ausgleich von polar wirkenden Kräften eingesetzt. Darüber hinaus soll die seelisch-geistige Dimension des Menschen durch Kunsttherapie, Heileurythmie sowie Gesprächs-, Psycho- und Logotherapie im Krankheitsprozess unterstützt werden.

In den letzten Jahrhunderten wurde die Heilkunst zunehmend durch die analytische Naturwissenschaft beeinflusst, sodass die konventionelle Medizin heute ein fast getreues Abbild dieser in der Naturwissenschaft betriebenen Methode geworden ist. Der Erfolg bestätigt die Berechtigung dieser „anorganischen" Methode, i. S. der kausalanalytischen oder beweisenden Methode in der medizinischen Forschung und Klinik. Unzählige Vorgänge im Menschen lassen sich auf physikalische und (bio-)chemische Funktionen oder Dysfunktionen zurückführen. Der Erfolg dieser Methode führte jedoch zu einer Vereinseitigung der Medizin, die den Menschen zunehmend auf sein physisch-materielles Sein reduziert. Der Mensch wird weniger als ein geistig-seelisches Wesen i. S. einer Individualität gesehen, als vielmehr auf sein somatisches Sein reduziert, das allein durch die naturwissenschaftliche Methode erfassbar ist. Damit hängt die häufig konstatierte und von Alexander Mitscherlich so benannte „Seelenlosigkeit" und „Inhumanität" der heutigen Medizin zusammen, wie sie weite Teile der Bevölkerung empfinden.

Die naturwissenschaftliche Medizin untersucht den Menschen im Rahmen der Naturgesetze der Physik und Chemie. Sie hat damit als einziges Forschungsobjekt den physischen Leib des Menschen zur Grundlage. Erkennt man den Menschen darüber hinaus auch als ein wollendes, empfindendes, reflektierendes und selbstbewusstes Wesen, d. h. als ein trichotomes Wesen mit Leib, Seele und Geist, so können diese Wesensschichten des Menschen nicht mit denselben Methoden, wie die naturwissenschaftliche Medizin anwendet, aufgefasst werden. Wird dies dennoch getan, so stellt es eine unzulässige Induktion dar. Das Bedürfnis der Medizin nach einer wissenschaftlichen Grundlage berechtigt nicht, die Wissenschaftlichkeit allein dem physikalischen Weltbild zuzugestehen. Wird dies getan, so muss es als Wissenschaftsdogmatismus gewertet werden.

Eine Medizin, die dem Menschen als trichotomes Wesen gerecht werden möchte, muss ihn daher in ihrer Methodik auch diesbezüglich erfassen. Dies begründet die Notwendigkeit, die naturwissenschaftliche Anthropologie durch die geisteswissenschaftliche Anthroposophie zu ergänzen.

Die von Rudolf Steiner entwickelte geisteswissenschaftliche Erkenntnismethode der Anthroposophie stellt eine Möglichkeit dar, mit derselben Exaktheit, wie sie für naturwissenschaftliche Forschung charakteristisch ist, auch auf geisteswissenschaftlichem Gebiete Forschungsergebnisse zu erhalten (Steiner 1886, 1892). Damit wird es möglich, den Menschen auch in seinem seelischen und geistigen Wesen so zu erfassen, dass diese menschlichen Wesensschichten zum Gegenstand wissenschaftlicher Untersuchung werden können, wie dies für die Forschung und den Fortschritt innerhalb der Medizin notwendig ist.

Die anthroposophische Menschenerkenntnis

Die anthroposophisch erweiterte Medizin basiert auf einem humanistischen (trichotomen) Menschenbild, in dem Leib, Seele und Geist als für sich bestehende Wesensschichten des Menschen aufgefasst werden. Dabei stellt die geisteswissenschaftliche Erkenntnismethode der Anthroposophie, wie sie durch Rudolf Steiner (1861-1925) entwickelt wurde, die Grundlage dar. Mit der gleichen Exaktheit wie die naturwissenschaftliche Medizin den Leib (Soma) erfasst, kann durch die anthroposophische Erkenntnismethode das Seelisch-Geistige des Menschen erkannt werden (Steiner 1886, 1892). Das Ziel der anthroposophischen Menschenerkenntnis ist, die (wechselseitigen) Gesetzmäßigkeiten zwischen Leib, Seele und

Geist zu erkennen und den Menschen in seinem Bezug zu seiner Umwelt zu verstehen.

Die anthroposophische Erkenntnismethode und Arbeitsweise erfordert für jede Seinsschicht die ihr eigene Gesetzmäßigkeit. Das lebendige, beseelte und geistbegabte Wesen bedarf einer spezifischen, ihm gemäßen Methode. Daher entwickelt die Anthroposophie einen Wissenschaftsbegriff, der es erlaubt, sämtliche Erkenntnisse in unterschiedliche Bereiche zu gliedern (z. B. unbelebte Natur, belebte oder organische Natur, beseelte Wesen, geistbegabte Wesen), die jeweils nach für sie spezifischen, d. h. ihnen gemäßen Methoden erforscht werden (s. dazu auch unten Universalienstreit). Dem Urphänomen in der anorganischen Natur mit dem sich daraus ableitenden Naturgesetz steht z. B. der Typus in der organischen Natur gleichberechtigt adäquat gegenüber. Ebenso entspricht der „beweisenden Methode" der Naturwissenschaft die „vergleichende" oder „entwickelnde Methode" in der Organik. Der „Beweis", dass eine Pflanze z. B. zu den Rosengewächsen gehört, ist nicht mathematisch durch die „beweisende Methode", sondern durch das Vergleichen von Merkmalen (Typus), also durch die „vergleichende Methode" zu erbringen. (Dies trifft selbst für die genetische Zuordnung der Pflanze zu, denn nur durch den Vergleich der genetischen Sequenz [Sequenzhomologie] erfolgt ihre Zuordnung.) Dabei reicht es nicht aus, dass das Denken – wie in der anorganischen Welt – bei einer formalen Begrifflichkeit stehen bleibt, sondern das Denken muss bildhafte Gedanken (Ideen) produzieren, eine Fähigkeit, die Goethe als „anschauende Urteilskraft" beschrieb. Damit zeigt sich die Notwendigkeit der Wissenschaft, eine dem zu erforschenden Objekt gemäße, spezifische Methode anzuwenden. Um allen Seinsschichten des Menschen mit Leib, Seele und Geist gerecht zu werden, ist es daher erforderlich, die naturwissenschaftliche Medizin durch die Anthroposophie zu ergänzen.

Die anthroposophische Menschenkunde, die auf der erweiterten geisteswissenschaftlichen Erkenntnismethode beruht, kommt zu einer differenzierteren Gliederung des Menschen als dies durch eine rein naturwissenschaftliche Anschauung möglich ist. So wird die leibliche Organisation weitergehend differenziert: Gleich dem Leib, wie er von der Naturwissenschaft angeschaut wird, wird der stofflich-mineralische Leib als physischer Leib beschrieben. Darüber hinaus beinhaltet der menschliche Leib jedoch noch Wesensschichten, die sich über das Reich des Mineralisch-Anorganischen erstrecken und gleich dem, wie sie im Pflanzenreich auftreten, wirken. Dies sind die Kräfte des Wachstums und der Fortpflanzung, die die Grundlage jeglichen Lebens darstellen. „Die Stoffe, aus denen ein Organismus sich zusammensetzt, wechseln fortwährend; die *Art* bleibt während des Lebens bestehen und vererbt sich auf die Nachkommen. Die *Art* ist damit dasjenige, was die Zusammenfügung der Stoffe bestimmt. Diese artbildende Kraft wird in der anthroposophischen Menschenkunde als ‚Lebenskraft' oder auch als ‚Ätherleib' (‚Lebensleib') bezeichnet. Diese Seinsschicht des Leibes hat der Mensch gemeinsam mit dem Pflanzenreich, wo diese Kraft gegenüber der mineralischen Welt erstmals auftritt" (Steiner 1978). Sie stellt eine eigene Wesensschicht dar, da sie nicht aus der mineralisch-anorganischen Welt heraus erklärlich ist, sondern qualitativ eine neue Daseinsstufe darstellt.

Als eine weitere Leibesschicht des Menschen ergibt sich aus der anthroposophischen Erkenntnismethode die seelische Organisation als Empfindungsseelenleib, der auch „Astralleib" genannt wird. Damit ist diejenige Leibesschicht des Menschen bezeichnet, in der sich aufgrund eines Sinneseindrucks (Sinnesreizes) unmittelbar eine Empfindung einstellt. Vereinfacht kann man sich vorstellen, dass es der Teil des empfindenden/fühlenden Wesens (Seele) des Menschen ist, der seine Affektion aus der Leibesorganisation des Menschen gewinnt. Nie wird der Physiologe den Übergang eines Sinneseindrucks in eine Sinnesempfindung beschreiben können, da es diesen Übergang nicht gibt. Das physische Korrelat des Sinneseindrucks (Aktionspotential) kann durch eine noch so komplizierte Nervenverschaltung im Gehirn nicht zu einer Empfindung werden, ohne dass eine neue Qualität, das Seelische, auftritt. Diese Seinsschicht des Leibes hat der Mensch mit den Tieren gemein, bei denen diese Qualität erstmals im Naturreich auftritt.

Als eine letzte und höchste Wesensschicht der menschlichen Leibesorganisation kann die der Gewahrwerdung einer eigenen Innerlichkeit angesehen werden, wodurch die Entfaltung eines Selbstbewusstseins ermöglicht wird. Diese Seinsschicht, die dem Menschen ermöglicht, sich selbst als ein Geistwesen zu erkennen, hat als leibliche Grundlage die sog. „Ich-Organisation", so genannt, da sie nur dem Menschen eigen ist. Die Ich-Organisation ist das evolutiv jüngste und damit noch unvollkommenste Glied der menschlichen Leibesorganisation.

Über diese hier skizzierte leibliche Gliederung des menschlichen Organismus hinaus, ergibt sich aus der anthroposophischen Erkenntnismethode auch eine weitere Gliederung der seelischen und geistigen Organisation des Menschen. Diese soll hier nicht weiter beschrieben werden, da sie hauptsächlich das Forschungsgebiet der Psychologen und Theologen/Seelsorger ist. Der anthroposophisch orientierte Arzt hingegen hat zur Aufgabe, die leibliche Organisation des Menschen in Diagnostik und Therapie in dem oben geschilderten erweiterten Sinne der Wesensschichtung des Leibes in physischem Leib, Ätherleib, Astralleib und Ich-Organisation zu erfassen, um dem Menschen in allen Seinsbereichen gerecht zu werden.

Durch unser gewöhnliches Wahrnehmen und Denken ist nur der physische Leib direkt erkennbar. Die drei weiteren, oben skizzierten leiblichen Wesensschichten des Menschen erschließen sich dem gewöhnlichen Bewusstsein nicht unmittelbar, sie sind jedoch in ihren *Wirkungen* zu beobachten. Soll eine direkte Wahrnehmung dieser höheren Seinsstufen erfolgen, so bedarf es einer Wahrnehmungsschulung mit entsprechender Erweiterung der kognitiven Begrifflichkeit, um zu einer wissenschaftlichen Erkenntnis dieser Seinsschichten zu gelangen. Dabei bedarf es im Denken neben einer kausalen Denkart auch einer korrelativen und finalen Denkweise.

„Rudolf Steiners Leistung und Bedeutung auch für die medizinische Wissenschaft besteht darin, dass er nicht nur selber zur Wahrnehmung ‚höherer Seinsstufen' fähig war, sondern dass er diese übersinnlichen (geistigen) Wahrnehmungen zu Erkenntnissen verarbeiten konnte; dass er in diesen höheren (geistigen) Seinsbereichen forschte und nicht nur die Resultate dieser Forschung mitteilte, sondern immer auch die Methoden, mit denen er sie gewonnen hat" (Fischer u. Großhans 1989).

Für den anthroposophisch orientierten Arzt stellt sich daher die Aufgabe, neben der Aneignung der naturwissenschaftlich erhobenen Befunde und Erkenntnisse der Medizin, sich durch die Erkenntnismethode der Anthroposophie ein erweitertes Wahrnehmungs-, Erkenntnis- und damit Forschungsfeld über den Menschen und seine ihn umgebende Natur zu erschließen. Dadurch wird es ihm möglich, das reduzierte, somatisch orientierte Menschenbild der heutigen Medizin zu erweitern und alle Wesensschichten des Menschen in die Diagnostik und Therapie einzubeziehen und schließlich zu einem veränderten Verständnis von Gesundheit und Krankheit zu gelangen. Ähnliches muss für den anthroposophisch orientierten Pharmazeuten gelten, der aus der Natur- und Menschenerkenntnis durch den pharmazeutischen Prozess der Natursubstanzen diese für den Krankheitsprozess als Heilmittel auffinden, zubereiten und weiterentwickeln muss.

Erkenntnistheoretische Voraussetzungen der anthroposophischen Medizin – der moderne Universalienstreit

Wird Krankheit gemäß eines naturwissenschaftlichen Ansatzes als Defekt gesehen, so stellt für die Pharmakotherapie die Substanz lediglich ein Substitut dar. Zum Beispiel wird beim Diabetes mellitus das fehlende Insulin ersetzt, ohne jedoch damit die eigentliche Krankheit zu heilen. Es muss daher zwischen Heilung und Substitution bzw. Suppressionstherapie unterschieden werden. Im Allgemeinen stellt die heutige Pharmakotherapie eine Substitution oder Suppressionstherapie dar. Entweder wird der Stoff bzw. eine Substanz ersetzt, die eine physikalisch definierte Funktion, z. B. an einem Rezeptor, vollzieht, oder aber es werden Substanzen appliziert, die beispielsweise eine antiphlogistische, antibiotische oder antihypertensive etc. Wirkung ausüben. Allen Therapien ist gemein, dass sie so lange angewendet werden müssen, wie die Symptome bzw. die Krankheit vorhanden sind. Ein wirklich *heilendes* Prinzip ist in ihnen (so gut wie) nicht enthalten.

Wird Krankheit als ein dynamischer Prozess verstanden, und damit als Ungleichgewicht von polaren Kräfte im Menschen, so bedeutet ein Heilprinzip, dass ein zu schwacher Prozess angeregt wird bzw. ein zu starker Prozess abgeleitet oder diesem etwas entgegengestellt wird. Wird dem Organismus eine selbstregulative Kraft zuerkannt, so wird die Potenz zur Selbstregulation und der Ausgleich von krankmachenden Faktoren i. S. einer Selbstheilungskraft von Hildebrandt (1977) als hygiogenetisches Prinzip auf physiologischer Ebene beschrieben. Die Beeinflussung dieser „Selbstheilungskräfte" durch die psychische Ebene wird nach Antonovsky (1997) als Salutogenese bezeichnet.

Einer solche Ansicht, dass Substanzen bzw. pharmazeutisch aufbereitete Substanzen Prozesse anregen oder verändern können, stehen die drei großen Dogmen der herkömmlichen Naturwissenschaft entgegen, deren Kernaussagen im Folgenden dargestellt sind:

1. Es gibt kein Schöpferprinzip in der Natur, d. h., es gibt keine ganzheitlich gestaltbildenden Kräfte; alle Naturgebilde sind „von unten her" aufgebaut, d. h. durch Wechselwirkung ihrer Teilchen (Moleküle, Atome, subatomare Partikel) bedingt. Diese These kann das Dogma des Partikularismus genannt werden. Aus dieser Sicht ist es sinnlos, Wege zu einem Heilmittel oder einer Heilpflanze zu suchen, stattdessen müsste man sich um weitere Identifizierungen, Isolierungen und Fabrizierungen wirksamer phytopharmakologischer Monosubstanzen bemühen.

2. Es gibt keinen Geist in der Natur. Inhaltlich besagt dieses Dogma, dass es keine gesetzmäßigen Beziehungen zwischen Gestaltungsprinzipien gibt (die es im Übrigen nach dem ersten Dogma überhaupt nicht geben soll). Anders ausgedrückt bedeutet das, es gibt keine übergreifende Naturordnung, sondern nur ein Zustandegekommensein der Natur infolge von Zufallsmutationen oder ungerichteten Änderungen. Dies ist im weitesten Sinne das Dogma des Darwinismus.. Aus Sicht dieses zweiten Dogmas ist es sinnlos, Wege zu einer Heilpflanze zu suchen, denn nach diesem Dogma kann es keine therapeutischen nutzbaren gesetzmäßigen Beziehungen zwischen Pflanzen und menschlichen Erkrankungen geben.

3. Es gibt keinen wahrhaft erkenntnisbefähigten Geist im Menschen. Der einzelne Mensch ist nicht zur Kausalerkenntnis am Einzelfall fähig; für eine Kausalerkenntnis ist das statistisch auswertbare Experiment unabdingbar. Aus Sicht des sog. Dogma der Statistik ist es unsinnig zu glauben, es könne irgendwelche Wege, irgendwelche Methoden der Anschauung geben, durch die der einzelne Mensch in der Lage sein könnte, ein therapeutisches Wirkprinzip einer Pflanze zu erkennen. So wird es als unmöglich angesehen, die Wirksamkeit einer Heilpflanze für den einzelnen Menschen/Patienten anhand der Phänomenologie verlässlich zu beurteilen. Damit ist der alte und wieder neue Universalienstreit der Wissenschaft für die Naturerkenntnis innerhalb der modernen Naturwissenschaft benannt (s. dazu auch Kiene 1996).

Der Universalienstreit fand im Wesentlichen im 12. und 13. Jahrhundert zwischen den so genannten Nominalisten und Realisten statt. Dabei ging es nach verbreiteter Deutung um folgende Fragen: Sind die allgemeinen Begriffe – und das eben heißt Universalien – wie z. B. der Begriff der Pflanze, nur allgemeine Namen für je einzelne Gegenstände (wie zum Beispiel das Wort „Pflanze" der gemeinsame Name für alle einzelnen Pflanzen ist)? Oder gibt es die Pflanze im Allgemeinen (also die Idee der Pflanze) als etwas, das eine reale Existenz für sich hat und somit etwas Reales ist? Die Streitfrage war also: Sind die Universalien etwas Nominales oder etwas Reales?

In diesem Streit kamen die Vertreter des Ideenrealismus zu der Anschauung, es gäbe die Universalien in dreierlei Form: nämlich ante rem, in re und post rem. Dabei hieß *ante rem*, ursächlich vor den Dingen als die Schöpfungsgedanken Gottes; *in re* bedeutete: in den Dingen als deren gestaltbildende Ursache, und mit *post rem* war schließlich gemeint: nach den

Dingen im Fassungsvermögen des einzelnen Menschen. Zuletzt aber setzten sich in diesem mittelalterlichen Streit nicht die Realisten, sondern die Nominalisten mit ihrer Auffassung durch, die Universalien seien bloß Namen. Rückblickend ist dazu anzumerken, dass der Universalienstreit damals Ausdruck einer primär religiös geprägten Zeit war, die sich erst sekundär um eine rationale bzw. wissenschaftliche Weltauffassung bemüht hatte. Demgegenüber ist unsere heutige Zeit, genau umgekehrt, primär naturwissenschaftlich geprägt; erst sekundär werden darüber hinaus umfassende Orientierungen gesucht. Aus diesem Grunde müssen für die heutige Zeit die Erwägungen umgekehrt werden; nicht bei Gott, sondern beim Menschen und dessen Erkenntnisvermögen muss man beginnen. Die Fragestellungen müssen daher wie folgt lauten:

- Hat der Mensch, wenigstens als entwickelbare Anlage, die Fähigkeit zur Kausalerkenntnis am einzelnen Gegenstand? Nur wenn dies der Fall ist, kann es Universalia post rem (Universalia im Auffassungsvermögen des Menschen) geben.
- Ist es möglich (und wenn ja, wie?), mit dieser Fähigkeit eine gestaltbildende Ursache zu erkennen? Nur wenn dies (im weitesten Sinne) der Fall ist, hätte der heutige, primär wissenschaftlich orientierte Mensch die Berechtigung, von Universalia in re zu sprechen.
- Ist es möglich, gesetzmäßige Beziehungen zwischen derartigen gestaltbildenden Prinzipien zu erkennen? Nur wenn dies der Fall ist, hätte der moderne Mensch die Möglichkeit zu erfassen, dass die Natur der Ausdruck einer geistigen Ordnung ist und dass es demnach Universalia ante rem gibt.

Den Universalienstreit heute zu führen, bedeutet also, sich mit jenen drei großen Dogmen auseinander zu setzen, die unserer heutigen Naturwissenschaft unausgesprochen zugrunde liegen. Denn diese drei Dogmen (Partikularismus, Darwinismus, Statistikdogma) sind die modernen Verneinungen, die modernen Gegenpositionen zu der dreifachen Positionierung der Universalien (ante rem, in re und post rem) des mittelalterlichen Ideenrealismus.

In der anthroposophischen Erkenntnismethodik wird daher versucht, auf wissenschaftlichem Felde im Sinne des Universalienstreites positive Antworten und Positionierungen von ante rem, in re und post rem als wissenschaftliche Grundlage zu fundieren.

Verständlich wird daher die Aussage von Johann Wolfgang von Goethe, der der selbstbewussten Auffassung war, dass er ein großer Dichter war, jedoch in Anbetracht seiner naturwissenschaftlichen Forschungen diese dichterischen Werke für nachgeordnet in ihrer Bedeutung erachtete. Seine eigentliche Genialität sah er selbst in der naturwissenschaftlich bis heute nicht anerkannten Naturerkenntnis. Als Beispiel wäre hier die Idee der Urpflanze von Goethe zu erwähnen, wie auch seine Farbenlehre. Diese Studien sind nur auf der Grundlage eines Ideenrealismus zu verstehen und widersprechen nach heutiger naturwissenschaftlicher Denkart den oben genannten Dogmen.

Gemäß der anthroposophischen Erkenntnismethode stellt das menschliche Denken ein Auffassungsorgan dar, das nach Maßgabe der in den Dingen liegenden Gesetzmäßigkeiten diese vollzieht und damit keinen subjektiven, sondern objektiven Charakter erlangen kann. Dadurch ist es prinzipiell möglich, dass Erkenntnis post rem durch den Menschen vollzogen werden kann (Steiner 1886).

Begriff von Gesundheit und Krankheit

Gesundheit des Menschen kann auf physischer oder somatischer Ebene, die allein durch die naturwissenschaftliche Methodik erkennbar ist, als ein Zustand der körperlichen Unversehrtheit beschrieben werden. Eine weitere Ebene von Gesundheit ist charakterisiert durch die Fähigkeit des Organismus sich zu regenerieren bzw. Vitalität zu entfalten. Jeder Mensch braucht z. B. nach einer sportlichen Betätigung eine gewisse, ganz individuelle Regenerationszeit. Weicht diese von seinen früheren Erfahrungen deutlich ab, so fühlt er sich geschwächt und nicht ganz gesund. Viele Beschwerden der alltäglichen Praxis sind dadurch gekennzeichnet, dass Patienten über Leistungsminderung, Schwäche etc. klagen, obwohl z. B. in einer Leistungsmessung (Ergometrie) die objektiv erbrachte Leistung (in Watt) gleich geblieben ist. Trotzdem wird die Verlängerung der Regenerationsdauer, z. B. nach einem Virusinfekt, als gesundheitliche Einschränkung empfunden. Diese Ebene von Gesundheit spiegelt sich in physiologischer Belastbarkeit, Vitalität und Regenerationsfähigkeit wider. Eine dritte Ebene von Gesundheit berücksichtigt die seelische Dimension des Menschen. Dabei kann seelische Gesundheit mit psychischem Reichtum, seelischer Schwingungsfähigkeit oder Empathiefähigkeit beschrieben werden. Bei Krankheit auf dieser Ebene erfährt der Mensch eine Einschränkung oder Vereinseitigung dieser Fähigkeiten (z. B. in einer Depression). Die geistige Dimension von Gesundheit des Menschen ist durch geistige Pro-

duktivität bzw. im Krankheitsfalle durch deren Einschränkung gekennzeichnet. Es ergeben sich vier Ebenen von Gesundheit und Krankheit beim Menschen (Schad 1998):
1. Ebene: körperliche Unversehrtheit,
2. Ebene: physiologische Belastbarkeit/Vitalität,
3. Ebene: psychischer Reichtum,
4. Ebene: geistige Produktivität.

Die verschiedenen Krankheiten des Menschen können sich auf einer oder mehreren dieser vier Dimensionen des menschlichen Organismus abspielen. So wird es z. B. bei chronisch entzündlichen Darmerkrankungen im akuten Schub neben der Zerstörung der Darmschleimhaut und der damit einhergehenden Beeinträchtigung der körperlichen Unversehrtheit (1. Ebene), auch zu einer Beeinträchtigung der physiologischen Belastbarkeit, mit Schwäche, Abgeschlagenheit, Müdigkeit etc. kommen (2. Ebene). Durch eine Beeinträchtigung der Kreativität, der seelischen Ausgeglichenheit, Frustrationsverarbeitung etc. bei einem schweren Krankheitsschub kann die Ebene des psychischen Reichtums des Menschen ebenfalls deutlich eingeschränkt sein (3. Ebene). Auf der anderen Seite können Krankheiten auch nur eine oder zwei dieser genannten Krankheitsdimensionen erfassen. Bildet sich eine Krankheit auf der leiblichen, d. h. 1. Ebene, nicht ab, bleibt sie „okkult" also verborgen, d. h. auf der physischen Ebene nicht abbildbar und mit den Methoden der rein naturwissenschaftlichen Medizin nicht direkt erfassbar. Häufig wird dann auch von „funktionellen Beschwerden" gesprochen.

Im Unterschied zur naturwissenschaftlichen Krankheitserkenntnis wird innerhalb der anthroposophisch erweiterten Medizin Krankheit auch als dynamisches Geschehen aufgefasst. Wird Krankheit von der naturwissenschaftlichen Medizin im Wesentlichen als Defekt des Leibes, bis hin zur subzellulären oder genetischen Ebene gesehen, so stellt Krankheit in der anthroposophischen Medizin einen aus dem Gleichgewicht gekommenen Prozess dar. Wesentlich für diese Auffassung ist, dass alle lebendigen Prozesse in der Natur in und durch Polaritäten leben. So muss dem Aufbau eines Organismus auch ein adäquater Abbau entgegenstehen. Einer Inflammation muss im Organismus auch ein „antiinflammatorischer Prozess" entgegenstehen. Wird im Organismus das Immunsystem durch Antigenreiz aktiviert (Up-Regulation), so muss es sich auch nach Antigenelimination wieder zurücknehmen können (Down-Regulation). Andernfalls bleibt eine „Allergie" zurück, das bedeutet, dass hier eine überschießende Immunreaktion in inadäquater Weise auf ein Antigen bestehen bliebe. Eine Allergie, wie auch im weiteren Sinne eine sog. Autoimmunreaktion, kann daher als Regulationsstörung des Immunsystems aufgefasst werden, ohne eine ausreichende Down-Regulation zu vollziehen.

Krankheit stellt somit einen (physiologischen) Prozess dar, der in ein Extrem, eine Polarität, gekommen ist, bei dem der Organismus nicht mehr (zeitweise oder dauerhaft) in der Lage ist, durch Gegenregulation ein Gleichgewicht (Homöostase) herzustellen.

Gesundheit ist demzufolge die aktive Fähigkeit des Organismus, einen Gleichgewichtszustand (Homöostase) im Organismus herzustellen. Damit ist Gesundheit etwas Aktives, was in jedem Moment des Lebens errungen werden muss, da jede Aktivität, und damit das Leben, in ihrer Tendenz auch immer ein Aus-dem-Gleichgewicht-Kommen bedeutet.

In der Naturheilkunde werden Therapieprinzipien, die hygiogenetische und salutogenetische Kräfte anregen, als „Reiztherapien" bezeichnet. So sind Wechselbäder (heiß/kalt) oder Fußbäder nach Kneipp altbekannte Maßnahmen, bei denen durch Steigerung von Polaritäten (z. B. heiß und kalt) die ausgleichenden Kräfte im Organismus gestärkt werden. Auf medikamentöser Ebene werden sog. Anthroposophika eingesetzt, die i. S. eines hygiogenetischen Prozesses die zu schwachen „Selbstheilungskräfte" unterstützen oder anregen sollen. Dabei können Allopathika mit suppressivem Charakter mit Anthroposophika kombiniert werden, da beide Wirkprinzipien ihre Berechtigung haben. Bei den CED kann überschießende und destruierende Inflammation am Darm mittels Kortikosteroiden therapiert werden, es ist aber prinzipiell auch ein Therapieprinzip der Stärkung „down-regulativer" inflammatorischer Prozesse möglich. Größtenteils entstammen die anthroposophischen Medikamente dem Mineral- und Pflanzenreich, nur selten dem Tierreich. Sie werden i. S. des oben ausgeführten Ansatzes eines Ideenrealismus (s. oben Universalienstreit) in Bezug auf ihr ideelles Wirkprinzip aus der Natur entnommen und in Hinsicht auf einen hygiogenetischen Ansatz therapeutisch eingesetzt.

Chronisch entzündliche Darmerkrankungen in der Polarität von Entzündung und Sklerose

Als eine Grundpolarität im menschlichen Organismus kann die Polarität von Entzündung und Sklerose angesehen werden. Dabei werden diese Begriffe in der anthroposophischen Medizin deutlich weiter gefasst, als dies naturwissenschaftlich geschieht. Als Entzündung werden prinzipiell alle Prozesse charakterisiert, die (struktur-)auflösend, verwandelnd wirken und damit auch die Potenz zur Erneuerung in sich tragen. Der physiologisch dominante Ort dieser Kräfte ist das Verdauungs- und Stoffwechselsystem des Menschen. Es dient überwiegend der Regeneration, der Ernährung und dem Substanzaufbau (in der Leber) im Menschen. Es ist durch eine enorme Vitalität, Stoffwechselaktivität und Fähigkeit zur Regeneration gekennzeichnet. Im Stoffwechsel- und Verdauungssystem zeigt sich auch im fortgeschrittenen Alter noch eine deutliche Regenerationskraft der Organe (z. B. die Leber mit vollständiger Volumenregeneration nach Hemihepatektomie) im Gegensatz zum Nerven- und Sinnessystem.

Rudolf Steiner stellt daher dem Stoffwechsel- und Verdauungssystem in seiner Gesamtfunktion das Nerven- und Sinnessystem des Menschen gegenüber. Das Nerven- und Sinnessystem ist durch Mangel an Regeneration und Vitalität gekennzeichnet. Es dient der Bewusstheit, hat aber in seiner Organfunktion selbst überwiegend einen katabolen Stoffwechsel. Ausgleich erfahren diese beiden polaren Organsysteme, die einerseits überwiegend im Kopf und andererseits im Abdomen lokalisiert sind, durch das überwiegend im mittleren Menschen lokalisierte rhythmische System (Atmung und Zirkulationssystem von Herz/Kreislauf; Abb. 2.1; Fintelmann 1995; Steiner 1923; Steiner u. Wegmann 1977).

Als Sklerose werden in der anthroposophischen Medizin alle Kräfte im Organismus charakterisiert, die zu Struktur und Verhärtung führen. Beim krankhaften Überwiegen dieser Kräfte kommt es zum Ausfall von Substanzen, die aus dem Lebensprozess ausfallen und sich ablagern (z. B. Kalk bei Arteriosklerose). Im Gegensatz zu den Entzündungsprozessen, bei denen eine Regeneration/Aufbau stattfindet, kommt es bei den Skleroseprozessen meistens zur Degeneration (Abbau). Das Gewebe wird durch den Skleroseprozess unlebendig, fest und hart. Als physiologischer Ort im Menschen kann für diesen (Sklerose-)Prozess der Kopfbereich mit seinen Nerven- und Sinnesorganen angesehen werden. In diesem Bereich haben wir die höchste Form der Strukturkräfte im Organismus, das Gehirn, das jedoch so gut wie keine Regenerationskräfte mehr aufweist

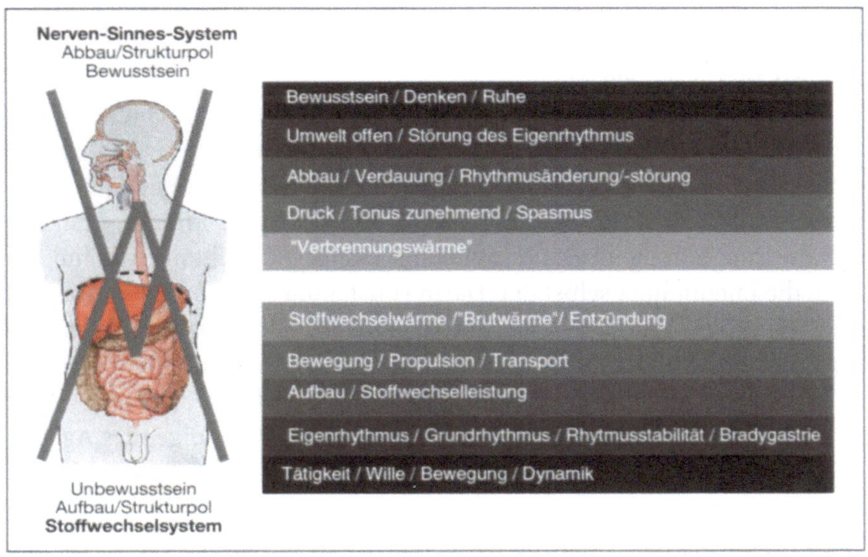

Abb. 2.1. Funktionale Dreigliederung des menschlichen Organismus nach R. Steiner

(Neurone weisen geringste Regeneration im Organismus auf). Physiologisch herrscht hier während des Tages Bewusstsein vor, was jedoch abbauende (katabole/degenerative) Stoffwechselfunktion nach sich zieht. Erst durch den nächtlichen Schlaf kann sich das Nerven-Sinnes-System funktional regenerieren, was sich jedoch unbewusst vollzieht. Polar dazu verhält sich das Stoffwechsel- und Verdauungssystem, das im gesunden Zustand unbewusst tätig ist, und zwar unermüdlich, ohne sich selbst zu erschöpfen.

Bei den chronisch entzündlichen Darmerkrankungen (CED) finden wir beide Tendenzen von Entzündung und Sklerose in einem Übermaß, sodass sich die Frage stellt, warum diese Kräfte nicht zu einem gesunden Ausgleich kommen. Eine Betrachtung des Krankheitsprozesses zeigt, dass bei den CED im Endstadium der Erkrankung der Darm als lebendiges und vitales Organ zu einem Bindegewebsschlauch ohne resorptive Funktion und ohne Peristaltik degenerieren kann. Häufig wird dieses Stadium auch als „ausgebrannter Darm" bezeichnet. Beim M. Crohn mehr als bei der Colitis ulcerosa kann es dabei zu starken Bindegewebsablagerungen mit Stenosenbildung kommen. Aus dem lebendigen gesunden Darm ist ein avitales Organ ohne Peristaltik, starr wie ein Rohr, geworden. Die eigentliche Organfunktion ist fast vollständig eingebüßt. Dies stellt ohne Zweifel einen krankhaften sklerosierenden (verhärtenden) degenerativen Prozess dar. Der Organismus ist nicht mehr in der Lage, diesen Prozess am Darm adäquat auszugleichen.

Auf der anderen Seite findet sich bei den CED im akuten Schub ein heftiger entzündlicher Prozess am Darm, der sich verselbständigt hat, da er eine inadäquate Antwort des Organismus darstellt. Der Entzündungsprozess wird selbst zum schädigenden, degenerativen Prozess. Steigert sich die Entzündung im akuten Schub bis zum sog. fulminanten Schub, so kann die Entzündung selbst den Darm vollständig bis hin zur Perforation zerstören. Hier hat sich der Gegenprozess zur Sklerose soweit verselbständigt, dass er ebenfalls nicht mehr vom Organismus reguliert wird, d. h. durch Gegensteuerung wieder ausgeglichen werden kann. Normalerweise ist eine Entzündung eine gesunde Reaktion auf ein schädigendes Agens, wie z. B. Bakterien oder Viren. Dabei wird durch die Entzündungsreaktion das Agens zerstört, indem es verdaut, d. h. verstoffwechselt wird.

Worauf richtet sich nun die entzündliche Reaktion bei den CED? Bis heute ist ein sog. auslösendes Agens bei den CED nicht gefunden worden. Hinweise zur Triggerung bzw. Exazerbation einer CED durch exogene Antigene (Darminfekte) sind beschrieben, jedoch verfolgen neuere naturwissenschaftliche Konzepte der Immunforschung zunehmend auch die Möglichkeit einer inadäquaten Down-Regulation nach extern getriggerter Inflammation bei CED.

Aus einem anthroposophischen mehrdimensionalen Krankheitsverständnis heraus kann der Entzündungsprozess als eine Reaktion auf den (primären) sklerosierenden Krankheitsprozess selbst gedacht werden. So entspräche der akute Entzündungsschub bei den CED einem (frustranen) Versuch des Organismus, dem eigentlichen Krankheitsprozess, nämlich einer Dominanz des Sklerosierungsprozesses am Darm, entgegenzuwirken. Die Entzündung entspräche dabei einer (gesunden) Gegenreaktion auf den sklerosierenden Krankheitsprozess, der jedoch nicht ausgeglichen werden kann.

Folgt man diesen Gedanken weiter, so ergeben sich zwei wesentliche Aspekte:

1. Der Krankheitsprozess der CED ist durch ein Überwiegen von degenerativen (sklerosierenden) Kräften am Darm charakterisiert und
2. die Entzündung stellt durch die hygio- und salutogenetischen Kräfte des Organismus eine Reaktion dar, die (allerdings frustran) versucht, den primären (sklerosierenden) Krankheitsprozess auszugleichen. Die reaktive Entzündung wird selbst zu einem zerstörerischen Prozess, der

nichts zum Ausgleich bringt, sondern selbst der Regulation durch den Organismus im akuten Schub entgleitet.

Dabei ist zu beachten, dass der Entzündungsprozess selbst in zwei wesentliche Phasen unterteilt werden kann (Abb. 2.2). In der ersten Phase dient der Entzündungsprozess dem Überwinden des als fremd Erkannten (Antigen; s. linke Seite der Abb. 2.2), in der zweiten Phase hingegen der Regeneration und Wiederherstellung des Gewebes (Heilungsphase; rechte Seite der Abb. 2.2 oben). Physiologisch stellt die Überwindung des Antigens durch Nekrose den Übergang von Phase 1 zu Phase 2 dar. Ist die Phase 1 zu stark, kommt es zur überschießenden Reaktion (fulminanter Schub bei CED) mit „Autolyse" des Darms. Ist die Phase 1 zu schwach, kommt es nicht zur Überwindung/"Nekrose des Antigens" und die Entzündung „schläft ein". Der absteigende Schenkel der Phase 2 in der Abbildung zeigt

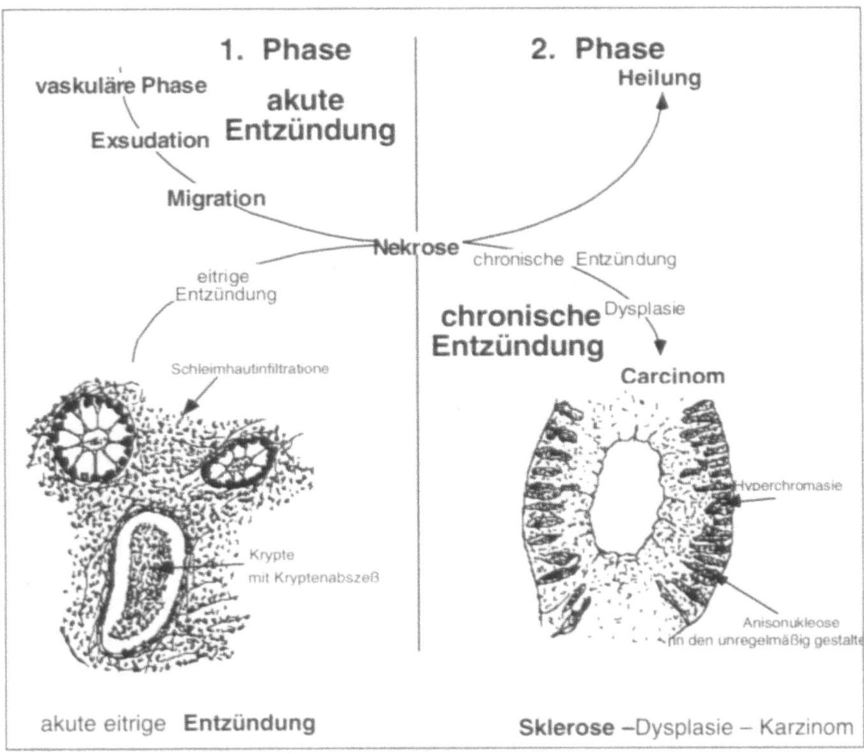

Abb. 2.2. Phasen des Entzündungsprozesses

die chronische Entzündung mit zunehmender Degeneration des Gewebes. Das Charakteristikum stellt bei den CED die geringe akute Inflammation mit zunehmender Deposition von extrazellulärer Matrix (Kollagen Typ I, III, IV etc.) und Ausbildung von Strikturen und Stenosen dar. Hier dominiert der Skleroseprozess innerhalb der Entzündung ohne dass es zur Heilung (s. aufsteigender Schenkel in Abb. 2.2) kommt und verläuft stattdessen chronisch granulomatös und degenerativ. Dysplasie und letztendlich das Karzinom als der Zustand des kompletten Verlustes von autonomer Strukturierung des Organismus ist die Folge.

Diese über die naturwissenschaftliche Medizin hinausgehende und dynamische Betrachtungsweise des Krankheitsgeschehens kann nur durch sachgerechte phänomenologische Erforschung der CED erfolgen, wie sie der Goetheanismus als Methodik (phänomenologische Betrachtung) entwickelt hat. Eine Berechtigung dieser Sichtweise muss ebenso durch empirische Forschung erbracht werden, wie dies für die naturwissenschaftliche Forschung in seinem Wahrheitsgehalt gilt.

Anthroposophisch-therapeutischer Ansatz bei CED

Aus einer Krankheitserkenntnis, wie sie hier ausgeführt wurde, müssen entsprechende Therapieansätze folgen. Relativ leicht zu verstehen ist der naturwissenschaftliche Therapieansatz der CED der Entzündungssuppression im akuten Schub der Erkrankung. Auch in dem hier vorgestellten Modell ergibt es Sinn, wenn der Entzündungsprozess als ein inadäquater, frustraner Gegenprozess zum eigentlichen Krankheitsprozess verstanden wird, der jedoch überschießend und vom Organismus selbst nicht mehr zu regulieren ist. Mit allen immunsuppressiven Medikamenten (z. B. Kortison, Mesalazin, Azathioprin etc.) soll der inadäquate, überschießende und schließlich selbstzerstörerische Prozess unterdrückt werden. Diese Medikamente haben daher ihre Berechtigung im akuten Schub, insbesondere wenn er fulminant verläuft.

Eine Therapie, die nur durch Unterdrückung (Suppression) behandelt, stellt ein Gleichgewicht nur solange her, wie die Suppression wirkt. Ein selbständiger Ausgleich der polaren Kräfte durch den Organismus findet dabei nicht statt. Damit ist auch keine Heilung im eigentlichen Sinne gegeben, da der Organismus selbst nicht „gelernt" hat, diese einseitig wirkenden Kräfte wieder zum Ausgleich zu bringen. Ziel aller Immunsuppressiva ist daher die Remission, nicht die Heilung.

Hier ergibt sich die Möglichkeit der Erweiterung der naturwissenschaftlichen durch die anthroposophische Medizin. Stellt die CED ein wie oben charakterisiertes Ungleichgewicht von Form- und Strukturkräften (Sklerosekräfte) auf der einen Seite und von Aufbau- und Entzündungskräften auf der anderen Seite dar, so kann über die Suppression hinaus, durch Anregung der Selbstheilungskräfte und durch einen medikamentösen Versuch die Polaritäten auszugleichen, zusätzlich therapeutisch gearbeitet werden.

In der anthroposophisch erweiterten Heilkunst wird daher bei den CED versucht, den zu starken (dominanten) Skleroseprozess, in seiner Wirkung auf den Darm und damit auf das gesamte Stoffwechsel- und Verdauungssystem abzumildern. Ferner muss der Stoffwechsel- und Verdauungsprozess gestärkt werden. Der sich verselbständigte Entzündungsprozess muss funktional wieder in den Organprozess eingegliedert werden. „Verdaut" die Entzündung bei einem CED-Schub die Darmschleimhaut (Autoaggression), so müssen diese (dislozierten) Verdauungskräfte wieder in richtiger Art dem Organ (Darm) eingefügt werden. Die Nahrung ist durch den Darm mit seinen Verdauungskräften zu verdauen und nicht das Organ selbst.

Möglichkeiten einer therapeutischen Beeinflussung solcher Kräftewirkungen liegen hier in Naturheilmitteln, wie sie speziell in der anthroposophischen Medizin entwickelt wurden und als Anthroposophika bezeichnet werden. Bei den CED werden daher individuell auf den Krankheitsprozess abgestimmte Medikamente auf der leiblichen Ebene gegeben. Um z. B. der Dominanz des Skleroseprozesses am Darm entgegenwirken zu können, kommen Substanzen wie Quarz (potenzierte Siliceapräparate), Formica, Plumbum mellifica, Oxalis etc. zur Anwendung. Eine Stärkung des Stoffwechsel kann z. B. durch Arsenicum album, Argentum metallicum praep., Cuprum aceticum, Gentiana lutea etc. erreicht werden. Wesentlich ist dabei die individuell abgestimmte Potenz (Dosierung) und der aktuelle Stand der Erkrankung. Als unterstützende Substanzen während der Entzündung können auch altbewährte Heilmittel wie Kamille oder Arnika in verschiedenen Potenzen angewendet werden. Als wesentliches Heilmittel bei den CED hat sich Gaben von potenzierten Mercurialis-Verbindungen bewährt (z. B. Mercurius cyanatus D4-6 oder bei geringerer Entzündung Mercurius vivus nat. D6 etc.), um einen Ausgleich zwischen den polaren Kräften der Sklerose und Entzündung zu erreichen, aber auch um die „Begegnungsfähigkeit" für die Substanzen (Nahrung) am Darm wieder zu erhöhen.

Über die medikamentöse Therapie hinaus ist für ein anthroposophisch erweitertes Konzept die Einbeziehung der seelisch-geistigen Ebene des Menschen unabdingbar. Wie Wasser und Brot für den Leib, so ist Kunst die Nahrung der Seele. So wie auf leiblicher Ebene Einseitigkeiten von polaren Kräften im Krankheitsfall auszugleichen sind, kann durch die Kunsttherapie übend mit den seelischen Kräften gearbeitet werden. Auch hier ist es Ziel, einseitig wirkende Kräfte zum Ausgleich zu bringen

Als Therapien werden hier die Musik- und Maltherapie (Aldridge 1993; Frieling 1993; Müller-Busch 1997; Nordorff u. Robbins 1998), wie auch das Arbeiten mit Ton (Plastizieren) angewendet. Ferner kommt eine spezielle künstlerische Bewegungstherapie, die Heileurythmie (Lösch 1993), zur Anwendung.

Der geistigen Dimension des Menschen wird durch eine begleitende Gesprächstherapie/Psychotherapie/Logotherapie begegnet (Fischer u. Großhans 1989a,b). Dabei geht es vor allem um Hilfestellungen im Umgang mit der Erkrankung und deren Bewältigung im Alltag. Aber auch die eigene biographische Auseinandersetzung mit der Erkrankung und deren Sinngebung können hier bearbeitet werden.

Literatur

Aldridge G (1993) Erfahrungen mit Colitis-ulcerosa- und Morbus-Crohn-Patienten in der Musiktherapie. Merkurstab 46: 30-33
Antonovsky A (1997) Salutogenese. Zur Entmystifizierung der Gesundheit. dgvt-Verlag
Fintelmann V (1995) Intuitive Medizin. Hippokrates, Stuttgart
Fischer K, Großhans S (1989a) Colitis ulcerosa und M. Crohn – Patienten in psychischer und biographischer Hinsicht – Eine Studie (Teil 1). Merkurstab 42: 189-203
Fischer K, Großhans S (1989b) Colitis ulcerosa und M. Crohn – Patienten in Psychischer und Biographischer Hinsicht – Eine Studie (Teil 2). Merkurstab 42: 267-286
Frieling E (1993) Morbus-Crohn-Patienten in der Maltherapie. Merkurstab 46: 190-194
Hildebrandt G (1977) Hygiogenese. Grundlinien einer therapeuthischen Physiologie. 1977, 27: 5384-5397
Kiene H (1996) Der Universalienstreit in Biologie und Medizin. In: Bockemühl J, Goedings P, Kalisch M, Kiene H, Kranisch E-M, Simon L, Weckenmann M (Hrsg) Wege zur Erkenntnis der Heilpflanze, Bd 22. Verlag Freies Geistesleben, Stuttgart, S 11-30
Lösch E (1993) Colitis ulcerosa und Morbus Crohn aus eurythmischer Sicht. Merkurstab 46: 34-37
Müller-Busch HC (1997) Schmerz und Musik. Gustav Fischer, Stuttgart
Nordoff P, Robbins C (1986) Schöpferische Musiktherapie. Gustav Fischer, Stuttgart
Schad W (1998) Gesundheit und Krankheit in Medizin und Ökologie. Merkurstab 51:193-197

Steiner R (1923) Der unsichtbare Mensch in uns. Das der Therapie zugrunde liegende Pathologische. Rudolf Steiner Verlag, Dornach

Steiner R (1978) Theosophie. Rudolf Steiner Verlag, Dornach

Steiner R, Wegmann I (1977) Grundlegendes für eine Erweiterung der Heilkunst. Rudolf Steiner Verlag, Dornach

Steiner R (1892) Wahrheit und Wissenschaft. Rudolf Steiner Verlag, Dornach

Steiner R (1886) Grundlinien einer Erkenntnistheorie der Goetheschen Weltanschauung. Rudolf Steiner Verlag, Dornach

KAPITEL 3

Leukozytenapherese

J. EMMRICH · D. NOWAK · S. LIEBE

Aphereseverfahren

Unter Apherese sind medizinische Verfahren zu verstehen, mit deren Hilfe bestimmte Bestandteile aus dem Blut entfernt werden können. Der Begriff „aphairesis" stammt aus dem Griechischen und bedeutet soviel wie „entfernen, absondern, entziehen". Aphereseverfahren werden zu therapeutischen Zwecken und zur Gewinnung und Herstellung von medizinischen Präparaten aus Blut angewendet.

Die Anwendung dieser Technik im Bereich der Gewinnung von Blutbestandteilen wird als *Spende- oder Donorapherese* bezeichnet. In diesem Zusammenhang zählen die apheretische Plasmaspende und die Thrombozytenspende zu den am häufigsten angewendeten Verfahren. Der Begriff der *therapeutischen Apherese* bezeichnet ganz allgemein medizinische Therapieverfahren, die durch die Elimination von Zellen, Proteinen oder anderen Bestandteilen des Blutes wirksam sind. Dabei erfolgt die Entfernung der Zielsubstanzen außerhalb des Körpers in der Regel in einem extrakorporalen Kreislauf. Die einzelnen Aphrereseverfahren werden durch die aus dem Blut entfernten Zielsubstanzen unterschieden. Die Gewinnung oder Entfernung von Plasma oder Plasmabestandteilen wird daher als Plasmapherese, die Gewinnung oder Entfernung von Blutzellen als Zytapherese bezeichnet.

Bei der *Plasmapherese* werden Plasma oder Plasmabestandteile gewonnen. Das durch die *Plasmaspende* (Donorplasmapherese) erhaltene Spenderplasma, kann direkt als Präparat (u. a. „fresh frozen plasma") eingesetzt oder als Ausgangmaterial für Therapiepräparate (Albumin, Gerinnungsfaktoren, IgG etc.) verwendet werden. Unter dem Begriff *therapeutische Plasmapherese* sind Verfahren zu verstehen, in deren Rahmen Plasma oder Plasmabestandteile aus therapeutischen Zwecken entfernen werden. Entsprechend der Zielsubstanz oder -substanzgruppe wurden bisher neben dem Plasmaaustausch die als selektive Plasmapherese bezeichneten Verfahren der LDL- oder Lipidapherese, Immunapherese, Fibrinogenapherese, Rheoapherese oder Toxinapherese entwickelt. Bei diesen speziellen Verfahren der therapeutischen Apherese werden auf der Basis von Adsorption, Präzipitation oder Filtration im Wesentlichen nur die Zielsubstanzen entfernt. Alle anderen Bestandteile des Blutes und Plasmas bleiben erhalten, sodass keine Substitution erforderlich ist.

Mit der *Zytapherese* lassen sich Blutzellen gewinnen. Entsprechend der zu separierenden Zellpopulationen wird Erythrozyten-, Thrombozyten- oder Leukozytenapherese unterschieden. Die Zytaphereseverfahren sind vor allem für die Herstellung von Blutzellkonzentraten von gesunden Spendern wichtig. Methodisch werden dabei die kontinuierliche Zellseparation mittels Zentrifugation (Schwerefeldtrennung), die Zellfiltration und die Zelladsorption angewendet.

Seit einigen Jahren werden Zytaphereseverfahren auch zur Therapie eingesetzt. Entsprechende Berichte liegen z. B. für die rheumatoide Arthritis (Fujimori et al. 1996; Hidaka a. Suzuki 1997) und die chronisch entzündlichen Darmerkrankungen Colitis ulcerosa und Morbus Crohn vor (Rembacken et al. 1998; Sawada u. Shimoyama 1998a, b).

Leukozytenapherese bei chronisch entzündlichen Darmerkrankungen

In den vergangenen 15 Jahren wurden schon mehrfach Methoden der Zellapherese im Rahmen der Therapie von chronisch entzündlichen Darmerkrankungen angewendet. Dabei wurde zunächst die Zellzentrifugation eingesetzt, ohne dass jedoch ein Wirkungsnachweis gelang (Bicks et al. 1995; Lerebours et al. 1994). In der Folgezeit führte dann die fortgesetzte Entwicklungsarbeit auf dem Gebiet der Apherese zu leistungsfähigen Systemen, die eine effektiven Elimination definierter Leukozytenpopulationen erlauben. Dabei werden mit affinen Adsorbenzien Blutzellen über die Oberflächenadhäsion physikochemisch gebunden und im extrakorporalen Kreislauf aus dem Blut entfernt. In ersten Pilotstudien konnte gezeigt, werden, dass sowohl beim Morbus Crohn als auch bei Colitis ulcerosa eine Reduktion der entzündlichen Aktivität möglich ist (Amano et al. 1998; Sawada et al. 1995; Rembacken et al. 1998). Verwendet wurden dabei im Wesentlichen zwei Systeme. Einerseits lassen sich mit Hilfe von Polyestermembranen Leukozyten und hierbei vor allem auch Lymphozyten und Monozyten aus dem Blut entfernen. Diese Form der Apherese wird in den folgenden Ausführungen daher als Lymphozytenapherese bezeichnet.

Andererseits können mit Zellulosepartikel Granulozyten und Monozyten gebunden und somit im extrakorporalen Kreislauf aus der Zirkulation eliminiert werden. Dieses Verfahren wird zur Abgrenzung von der Lymphozytenapherese als Granulozytenapherese bezeichnet, obwohl auch hier Monozyten mit entfernt werden.

Granulozytenapherese

Bei der Zelladsorption mit dem Adacolumn-System werden die Granulozyten und Monozyten aus dem Blut über die Bindung an Zelluloseacetatperlen adsorbiert, wobei eine Aktivierung des Komplementsystems mit anschließender Opsonisation der Zelluloseacetatperlen erfolgt. Der optimale Blutfluss durch das extrakorporale System beträgt während der 60-minütigen Behandlung 30 ml/min. Die während der extrakorporalen Zirkulation erforderliche Antikoagulation des Blutes erfolgt durch eine Heparinbolusgabe am Beginn und eine kontinuierliche Heparingabe während der extrakorporalen Zirkulation. Die Säule besteht aus einem Polycarbonatgehäuse und hat ein Füllvolumen von 335 ml. Als Asorbent enthält die Säule 220 Gramm Zellulose-Acetat-Perlen von im Mittel 2 mm Durchmesser mit spezieller mikroporöser Struktur.

Ursprünglich wurde die Granulozytenapherese zur Therapie bei Tumorerkrankungen entwickelt (Nakazawa et al. 1993; Tabuchi et al. 1995, 1999) und zur Reduktion ausschließlich der Granulozyten eingesetzt. Pilotstudien zeigten dann, dass eine Anwendung bei Autoimmunerkrankungen, wie z. B. der rheumatoiden Arthritis, sinnvoll ist Somit wurde auch die Colitis ulcerosa als Erkrankung mit einer Immunregulationsstörung als Indikation für die Granulozytenapherese in Betracht gezogen.

An Studien bei Colitis ulcerosa liegen die Untersuchungen von Rembacken et al. (1998) und die im Japanese Journal of Apheresis 1999 bzw. im Journal of Clinial Apheresis 2001 publizierte Studie von Shimoyama und Mitarbeitern vor, die von 1995-1998 durchgeführt wurde.

Rembacken et al. (1998) behandelten insgesamt 18 Patienten mit aktiver Colitis ulcerosa über vier Wochen einmal wöchentlich mit der Granulozytenapherese. Die Autoren konnten eine signifikante Reduktion des klinischen Aktivitätsindex von 9 auf 3,5 (p=0,012) beobachten. Vier Patienten erreichten eine Remission.

Die Gruppe um Shimoyama behandelte eine Gruppe von 53 Patienten mit der Granulozytenapherese. Die Apherese wurde dabei über fünf

Wochen wöchentlich einmal durchgeführt. Eine komplette Remission wurde in 11 von 31 Patienten erreicht, die auf die Therapie ansprachen. Die Zahl der Patienten mit Blutbeimengung im Stuhl konnte von 45 Patienten auf 12 gesenkt werden. Das CRP konnte in der genannten Studie signifikant von 1,84± 0,3 (n=53) auf 0,95 ± 0,1 (n=15) reduziert werden (p=0,019). In ähnlicher Weise sank die Blutsenkungsreaktion von 24,55 ± 2,9 (n=49) auf 16,72 ± 2,6 (n=46) signifikant (p=0,004). Die Stuhlfrequenz sank von im Durchschnitt 7,8 ± 0,70 auf 3,6 ± 0,43 (p=0,0001).

Hinsichtlich der Nebenwirkungen war die Therapie gut verträglich. In der Untersuchung von Rembacken et al. (1998) konnten lediglich 6% der insgesamt 121 Apheresetherapien wegen Schwierigkeiten bei der Anlage des venösen Zuganges nicht durchgeführt werden. In der Studie von Shimoyama wurden acht geringgradige Nebenwirkungen bei fünf Patienten beobachtet. Bei den Nebenwirkungen handelte es sich um zwei Fieberanfälle, zweimal Gesichtsrötungen, einmal Schwindelgefühl, einmal orthostatische Dysregulation, einmal Kopfschmerzen und einmal Brechreiz

Die Aphereseverfahren erzielen ihre Wirkung primär über physikalische Wirkungen, allerdings gibt es darüber hinaus verschiedene Ansätze zur Erklärung der klinischen Wirksamkeit.

Bei Patienten mit rheumatoider Arthritis konnte gezeigt werden, dass die Granulozytenapherese die Zytokine TNF-α, IL-1 und IL-6 im Serum reduziert. Auf den Granulozyten wird das L-Selektin (LECAM-1, CD62L) herunterreguliert und Mac-1 (CD11b) erhöht (Fujimori et al. 1996; Ohara et al. 1997; Kashiwagi et al. 1998; Nagashima et al. 1998). Dadurch soll die Adhäsion an den Endothelzellen reduziert sein (Kashiwagi et al. 1998). Rembacken et al. (1998) beobachteten bei den behandelten Patienten mit Colitis ulcerosa gleichfalls eine Reduktion der Zytokine IL-1, IL-6, IL-8 und TNF-α. Auch die Reduktion von LECAM-1 und die Erhöhung von Mac-1 auf den Granulozyten konnte bestätigt werden. In der Studie von Shimoyama et al. (1999, 2001) wurden die Zytokine zusätzlich nach LPS-Stimulation der Leukozyten gemessen. Dabei fand sich, dass unter der Granulozytenapherese die Zytokinfreisetzung von sowohl TNF-α als auch IL-1β, IL-6 und IL-8 nach Mitogenstimulation deutlich vermindert war. Auch hier konnte die Reduktion des LECAM-1 und die Erhöhung des Mac-1 gezeigt werden. Diese Ergebnisse können somit als gesichert gelten, da sie im Zusammenhang mit der Granulozytenapherese mehrfach beobachtet wurden. Parallel dazu zeigte sich, dass die Lymphozytenzahlen, insbesondere auch die der CD4 bzw. CD8-T-Lymphozyten, unter der Apherese nicht verändert waren. Auch die Gesamtleukozytenzahl nahm nicht ab. Zwar wiesen Rembacken et al. (1998) auf signifikant reduzierte Thrombozytenzahlen hin, diese fielen jedoch nicht unter die Normalwerte ab. Entfernt wurde in der Studie von Shimoyama (1999) jeweils 26% der Granulozyten und 19,5% der Monozyten sowie 2% der Lymphozyten.

Lymphozytenapherese

Ein weiteres Prinzip der therapeutischen Apherese ist die Adsorption von Lymphozyten und Monozyten an Polypropylenfasern, wie sie in den Cellsorba-Säulen der Firma Asahi Medical, Tokyo, Japan, zur Verfügung stehen. Die Säulen mit einer Länge von 225 mm, einem Durchmesser von 45 mm und einem Blutvolumen von 270 ml werden im extrakorporalen Kreislauf venovenös mit einer Flussrate von 30-50 ml/min Blut perfundiert. In jeder Apheresesitzung können somit 3-5 l Blut durch die Säule geleitet werden.

In einer ersten Studie waren 25 Patienten mit Colitis ulcerosa und 19 Patienten mit Morbus Crohn mit der Lymphozytenapherese behandelt worden (Sawada et al. 1995). Die Behandlung erfolgte in einer intensiven Phase wöchentlich und dann einmal monatlich als Remissionserhaltungstherapie. Bei 21 der 25 Patienten (84%) mit Colitis ulcerosa kam es klinisch zu einer Reduktion der Symptomatik während der intensiven Behandlung, bei 19 der Patienten (76%) hielt die Besserung an, acht wurden beschwerdefrei. Sechzehn von 19 Patienten mit Morbus Crohn (84,2%) wiesen eine klinische Besserung auf, die bei zwölf (63,2%) Patienten durch die Fortsetzung der Behandlung anhielt. Vier Patienten erreichten eine Remission. In Flowzytometrieuntersuchungen parallel zur Therapie zeigte sich, dass durch die Therapie erhöhte Zahlen aktivierter T-Zellen (HLA-DR+CD3+, HLADR+CD3+) reduziert werden konnten.

In einer weiteren Untersuchung wurden 45 Patienten mit Colitis ulcerosa mit der Lymphozytenapherese nach dem gleichen Schema wie in der ersten Untersuchung behandelt (Sawada et al. 1997). Bei 35 der 45 Patienten wurde klinisch eine Reduktion der Symptomatik und bei 32 ein Anhalten der Besserung erreicht. Gleichfalls beobachtet wurde eine Reduktion der Serumzytokinspiegel von TNFα, IL-1β, IL-2, IFNγ und IL-8 bei einer Erhöhung von IL-4 durch die Therapie.

Ähnliche Ergebnisse wurden in weiteren Pilotstudien bei Patienten mit Colitis ulcerosa erreicht. Dazu zählen die Arbeiten von Sasaki et al. (1998, neun Patienten) und Amano u. Amano (1998, 37 Patienten).

Auch bei diesem Apheresverfahren fällt auf, dass nur minimale Nebenwirkungen im Sinne von geringgradigen Kreislaufreaktionen auftraten. Von den Patienten werden diese Verfahren daher sehr gut angenommen.

Kritisch muss angemerkt werden, dass bei den genannten Studien keine validierten Aktivitätsindizes verwendet wurden und auch die begleitende Kortikosteroidmedikation nicht standardisiert war. Gleiches gilt auch für die noch nicht publizierte kontrollierte Studie mit insgesamt 80 Patienten mit Colitis ulcerosa, wobei eine höhere Steroidmedikation mit der Apheresetherapie in zwei verschiedenen Patientengruppen verglichen wurde.

Eigene Pilotstudie zur Apheresetherapie

Ausgehend von den vorliegenden Erfahrungen insbesondere japanischer Gruppen haben wir eine eigene Pilotstudien konzipiert, bei der als Adsorber die Cellsorba-FX-Säule gewählt wurde. Die Studie befindet sich gegenwärtig in der Rekrutierungsphase. Eingeschlossen werden Patienten mit einer aktiven Colitis ulcerosa, bei der die Standardtherapie mit 5-Aminosalizylaten, Kortikosteroiden und Azathioprin nicht zu einer dauerhaften Remission geführt hat, bzw. bei denen es unter Reduktion auf 10 mg Prednisolonäquivalent pro Tag wieder zur klinischen Aktivität kommt. Als Aktivitätskriterium dient der Clinical Activity Index (CAI) und der endoskopische Aktivitätsindex nach Rachmilewitz (Rachmilewitz et al. 1989). Die Patienten werden über fünf Wochen einmal pro Woche ambulant mit der Lymphozytenapherese behandelt. Wird dadurch eine Reduktion des CAI auf vier Punkte oder weniger erreicht, erfolgt die Randomisierung in zwei Gruppen (Abb. 3.1). In beiden Gruppen wird anschließend das Prednisolon stufenweise reduziert und abgesetzt. Bei den Patienten einer Gruppe erfolgt die Fortsetzung der Apheresetherapie über fünf Monate einmal monatlich, während die andere Gruppe nur beobachtet wird. Am Ende sollte eine Aussage zur Induktion der Remission durch die Therapie und zur Remissionserhaltung über fünf Monate stehen.

Bisher konnte in der Akutphase bei sieben von zehn eingeschlossenen Patienten eine Remission erreicht werden Nebenwirkungen traten bisher nicht auf, die Therapie wurde gut vertragen. Untersuchungen der Lymphozytensubpopulationen mit der Flowzytometrie zufolge kommt es nicht zu einer anhaltenden Zelldepletion. Inwieweit einzelne Zellpopulationen beeinflusst werden, muss die Datenanalyse zeigen.

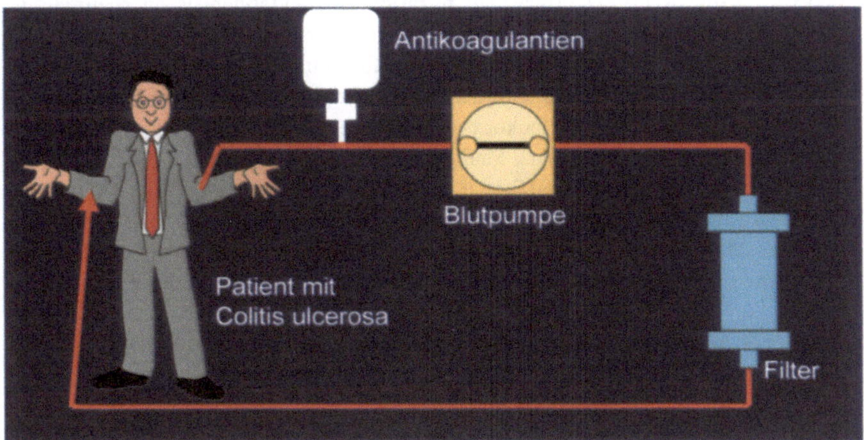

Abb. 3.1. Zellapherese

Zusammenfassung

Für beide hier beschriebene Aphereseverfahren liegen aus Pilotstudien Hinweise zur Wirksamkeit bei chronisch entzündlichen Darmerkrankungen sowohl in der akuten Phase als auch bei der Remissionserhaltung vor. Es sind jedoch weitere Studien insbesondere mit gut definierten Aktivitätskriterien erforderlich, ehe abschließende Aussagen zum Einsatz in der Therapie von Morbus Crohn und Colitis ulcerosa getroffen werden können. Dazu sind auch Untersuchungen hinsichtlich des Wirkungsmechanismus notwendig, die bisher noch nicht in ausreichendem Maße vorliegen. Hervorzuheben sind die im Vergleich mit Immunsuppressiva nur geringgradigen Nebenwirkungen.

Literatur

Amano K, Amano K (1998) Filter leukapheresis for patients with ulcerative colitis: clinical results and the possible mechanism. Therapeutic Apheresis 2: 97-100

Bicks RO, Groshart KD (1995) Tempest about t-Lymphocyte apheresis in Crohn's disease. Gastroenterology 118: 952-953

Fujimori J, Yoshino S, Koiwa M et al. (1996) Improvement in rheumatoid arthritis following application of an extracorporal granulotrap column, G-1. Rheumatol Int 15: 175-180

Hidaka T, Suzuki K (1997) Efficacy of filtration leukocytapheresis on rheumatoid arthritis with vasculitis. Therapeutic Apheresis 1: 212-214

Kashiwagi N, Hirata I, Kasukawa R (1998) A role for granulocyte and monocyte apheresis in the treatment of rheumatoid arthritis. Therapeutic Apheresis 2: 134-141

Kosaka T et al. (1999) Effect of leukocytapheresis therapy using a leukocyte removal filter in Crohn's disease. Internal Medicine 38: 102-111

Lerebours E, Bussel A, Modigliani R et al. (1994) Treatment of Crohn's disease by lymphocyte apheresis: A randomized study. Gastroenterology 107: 357-361

Nagashima M, Yoshino S, Tanaka H et al. (1998) Granulocyte and moncyte apheresis suppresses symptoms of rheumatoid arthritis: a pilot study. Rheumatol Int 18: 113-118

Nakazawa H, Agishi T, Oshima T et al (1993) Granulocyte apheresis for advanced cancer patients by an extracorporeal circulating device. Therapeutic Plasmapheresis XII: 647-650

Ohara M, Saniabadi AR, Kokuma S et al. (1997) Granulocytapheresis in the treatment of patients with rheumatoid arthritis. Artif Organs 21: 989-994

Rembacken BJ, Newbould HE, Richards SJ et al. (1998) Granulocyte apheresis in inflammatory bowel disease: possible mechanisms of effect. Therapeutic Apheresis 2: 93-96

Sawada K, Ohnishi K, Fukui S et al. (1995) Leukocytapheresis therapy, performed with leukocyte removal filter, for inflammatory bowel disease. J Gastroenterology 30: 322-329

Sawada K, Ohnishi K, Kosaka T et al. (1997) Leukocytapheresis with leukocyte removal filter as new therapy for ulcerative colitis. Therapeutic Apheresis 1: 207-211

Sawada K, Shimoyama T (1998a) On the special issue concerning therapeutic cytapheresis for inflammatory bowel disease. Therapeutic Apheresis 2: 89

Sawada K, Shimoyama T (1998b) Therapeutic cytapheresis for inflammatory bowel disease. Therapeutic Apheresis 2: 90-92

Shimoyama T, Sawada K, Tanaka T et al. (1999) Granulocyte and monocyte apheresis with the G-1 column in the treatment of patients with active ulcerative colitis. Jpn J Apheresis 18: 117-131

Shimoyama T, Sawada K, Hiwatashi N et al. (2001) Safety and efficacy if granulocyte and monocyte adsorption apheresis in patients with active ulcerative colitis: a multicenter study. J Clin Apheresis 16: 1-9

Tabuchi T, Saniabadi AR et al. (1999) Granulocyte Apheresis as a possible new approach in cancer therapy: a pilot study involving two cases. Cancer Detect Preven 23: 417-421

Tabuchi T, Ubukata H, Sato S et al. (1995) Granulocytapheresis as a possible cancer treatment. Anticancer Res 15: 985-990

KAPITEL 4

Ernährungstherapie bei CED-Effektivität und Wirkungsweise

D. SCHWAB

In den ausgehenden 50er-Jahren wurde im Auftrag der NASA in den USA eine vollresorbierbare Diät für die Verwendung durch Astronauten im Weltraum entwickelt. Während sie sich dort nicht bewährte, fand sie ab Mitte der 60er-Jahre erste Verwendung in Kliniken, u. a. bei Patienten mit postoperativen Zuständen oder Malabsorptionssyndromen (Stephens u. Randall 1969). Ende der 70er-Jahre gab es erste positive Therapieberichte dieser „Astronautenkost" bei M. Crohn, die erste prospektive Studie zur Effektivität enteraler Ernährung bei akutem M. Crohn wurde 1980 publiziert (O'Morain et al. 1980). Seitdem wurde die Wirksamkeit enteraler Ernährungstherapie in fast 50 prospektiven, kontrollierten und randomisierten Studien mit einer gesamten Rekrutierung von nahezu 500 Patienten publiziert, insbesondere im Zeitraum von 1980-1995 (Schwab et al. 1998).

Effektivität

Enterale Ernährungstherapie bei akutem M. Crohn

Drei Metaanalysen, die die Effektivität enteraler Ernährungstherapie mit derjenigen von Kortikosteroiden bei akutem M. Crohn verglichen haben, konnten übereinstimmend die signifikante Überlegenheit von Steroiden zeigen (Fernandez-Banares et al. 1995; Griffiths et al. 1995; Messori et al. 1996). Dabei lag die ermittelte Effektivität hinsichtlich der Remissionsinduktion bei akutem M. Crohn für Kortikosteroide bei 80%, für enterale Ernährungstherapie bei 60%. Es erfolgte jedoch nur zum Teil eine Differenzierung nach dem Typ der Diätetika (chemisch- vs. nährstoffdefiniert) und es erfolgte ausschließlich eine Intention-to-treat-Analyse. Diese ist unabdingbar, um „bias" der Studienergebnisse aufzudecken, im Falle der

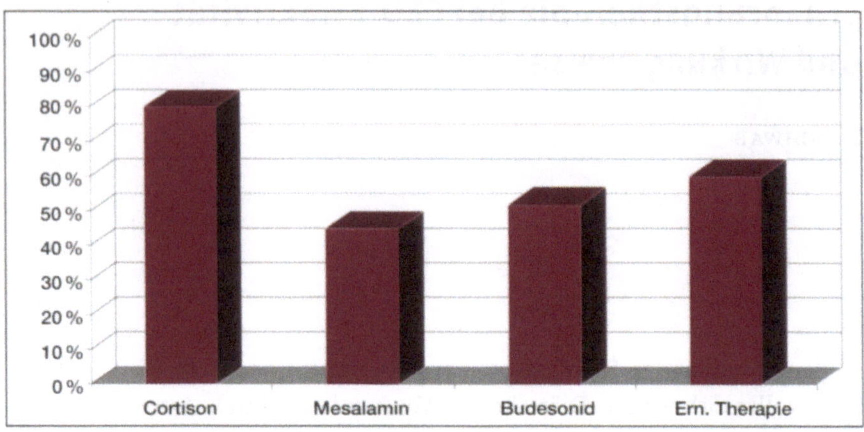

Abb. 4.1. Wirksamkeit häufig verwendeter Therapien bei akutem Morbus Crohn im Vergleich zur enteralen Ernährungstherapie

Ernährungstherapie wurde dadurch eine systematische Schwäche – nämlich die Intoleranz der nasogastralen Sonde bzw. der Ernährungslösungen – offensichtlich. Für den Patienten und den betreuenden Arzt ist dennoch wichtig zu wissen, wie effektiv eine Therapie ist, wenn deren Applikation toleriert wird (Per-Protokoll-Analyse). Diese Prämissen beachtend, liegt die Effektivität enteraler Ernährungstherapie bei akutem M. Crohn auf Intention-to-treat-Basis bei ca. 60%, auf Grundlage einer Per-Protokoll-Analyse bei 67-75% (Schwab et al. 1998). Diese Ergebnisse konkurrieren mit der Effektivität von systemisch wirkenden Steroiden (ca. 80%), der „First-line-Therapie", aber auch mit deren Alternativen, wie Budesonid (Effektivität ca. 60%) oder hochdosiertem 5-ASA (Effektivität ca. 45%; Abb. 4.1).

Möglicherweise aber ist die enterale Ernährungstherapie noch effektiver, als bislang angenommen: Da chemisch definierte Formuladiäten eine erhöhte Osmolarität aufweisen, kommt es in der Regel zu einer Zunahme der Stuhlfrequenz. Diese wiederum findet Eingang in alle klinischen Aktivitätindizes (CDAI nach Best, Harvey-Bradshaw-Index, van-Hees-Index usw.), mit denen in den publizierten Studien die Effektivität der Therapie überprüft wurden. Erhöhte Stuhlfrequenz in der Gruppe enterale Ernährungstherapien könnte somit eine „Pseudoaktivität" suggeriert haben und zu einer scheinbar geringeren Effektivität.

Vorteile der Ernährungstherapie sind das Fehlen von medikamentenassoziierten Nebenwirkungen oder von Wachstumsretardierung. Letzteres macht die Therapie in der Pädiatrie besonders attraktiv. Nachteilig wirken sich neben der Akzeptanzproblematik vergleichsweise hohe Kosten (ca. € 500,- /Monat) aus.

„Neue" Ernährungstherapie

1994 wurde aus der Arbeitsgruppe von Walker-Smith, London, eine neue Formuladiät geprüft (Beattie et al. 1994). Diese nährstoffdefinierte Diät wies als Proteinquelle Milcheiweiß auf und zeichnete sich durch einen nachweisbar hohen Anteil an TGF-β in der Flüssigdiät aus. In einer einarmigen Studie wurden 29 Kinder mit aktivem M. Crohn über acht Wochen behandelt mit einer Remissionsrate von 79%. In einer korrespondierenden Untersuchung konnte dabei gezeigt werden, dass unter dieser Therapie in der Kolonmukosa die m-RNA von IL-1β, IFN-γ, IL-8 signifikant weniger exprimiert wurde, während diejenige für TGF-β signifikant anstieg (Fell et al. 1999). Wenngleich diese Daten dokumentieren, dass die Ernährungstherapie antiinflammatorische Eigenschaften aufweist, muss der Einfluss von enteral zugeführtem TGF-β kritisch betrachtet werden, da die guten Ansprechraten von Elementardiäten (Schwab et al. 1998; bei wahrscheinlich fehlendem TGF-β) nicht erklärbar wären.

Subgruppenanalysen

In den meisten der publizierten Studien zeigten Subgruppenanalysen keine Prädiktoren für ein Ansprechen auf enterale Therapie. Malchow et. al. (1990) stellte jedoch fest, dass Patienten mit stenosierender Erkrankung ähnlich effektiv mit Oligopeptiddiät behandelt werden können wie mit Kortikosteroiden, während bei nichtstenosierender Erkrankung die Remissionsrate deutlich unter der konventionellen medikamentösen Behandlung liegt.

In der Studie von Lochs et. al. (1991) war die BSG in der Nonrespondergruppe signifikant höher (68±5) als in der Respondergruppe (51±6; p<0,05).

Weitere serologische Parameter konnten keine Remission unter Ernährungstherapie vorhersagen, auch scheint sie bei hohen wie geringen klinischen Aktivitätsindizes gleichermaßen wirksam bzw. unwirksam zu sein.

Zwei publizierte Studien untersuchten, welche Patienten in Abhängigkeit von der Lokalisation der Erkrankung von enteraler Therapie profitieren könnten (Lochs et al. 1991; Malchow et al. 1990), ohne jedoch in den Einzelgruppen ein Befallsmuster identifizieren zu können, das mit veränderten Ansprechraten einhergeht.

Remissionserhaltung und enterale Ernährung

Wird eine Remission durch Applikation einer enteralen Ernährungstherapie erzielt, unterscheidet sich die Rezidivrate nicht von derjenigen nach Remissionsinduktion durch andere Therapieverfahren. Zwölf Monate nach Erreichen der Remission sind ca. 56% aller Patienten weiterhin in Remission (Schwab et al. 1998). Diese Zahlen entsprechen nahezu genau denjenigen des Plazeboarms von 5-ASA-Rezidivprophylaxestudien (60%; Messori et al. 1994).

Ernährungstherapie bei Colitis ulcerosa

Immunpathogenetisch folgt die Colitis ulcerosa einer Aktivierung von TH2-Zellen mit der konsekutiven Aktivierung von eosinophilen Granulozyten und Mastzellen. Diese Nähe zur allergischen Entzündung einerseits und der Tatsache anderseits, dass chemisch definierte Diäten als hypoallergen zu betrachten sind, lässt eine hohe Wirksamkeit enteraler Ernährungstherapie bei akuter Colitis ulcerosa vemuten. Allerdings ist das Gegenteil der Fall: Aufgrund einer Reihe von bislang publizierten Studien gilt die enterale Ernährung bei Colitis ulcerosa als wirkungslos (Koerber u. Stopik 1997).

Über die Ursachen dieses „therapeutischen Fehlverhaltens" lässt sich nur spekulieren. Möglicherweise ist das Konzept der nutritiven Antigen-/Allergenreduktion (s. unten) zumindest im Falle der Colitis ulcerosa nicht maßgebend für die Initialisierung und Perpetuierung der chronischen Entzündung.

Denkbar ist jedoch auch, dass die falschen Patienten mit dem falschen Produkt untersucht wurden. So berichtet D. Seidner in einer 121 Patienten umfassenden prospektiven, randomisierten, plazebokontrollierten Studie über einen signifikanten Steroideinspareffekt bei mild aktiver Colitis ulcerosa unter Einnahme eines oralen flüssigen Supplementes für sechs Monate (Seidner et al. 2000). Diese Formuladiät enthielt einen hohen Anteil an Fischöl, Ballaststoffen, sowie Antioxidanzien (Vitamin E, Vitamin C,

Selen) im Sinne einer Polypragmasie. Weitere Untersuchungen auf diesem Feld (Indikationsgruppe, Formulazusammensetzung) sind dringend erforderlich.

Parenterale Ernährung

Wenngleich im klinischen Alltag bei stationären Patienten bisweilen angewandt, ist die wissenschaftliche Evidenz für den Einsatz parenteraler Ernährung bei CED gering. Während für den akuten M. Crohn eine größere retrospektive Studie (Ostro et al. 1985) sowie einige kleinere prospektive Studien (Cravo et al. 1991; Meryn et al. 1983) deren Einsatz als effektiv beschreiben, fehlen für die Colitis ulcerosa solche Daten nahezu vollständig.

Auf dem Boden der vorhandenen Daten lässt sich die Effektivität parenteraler Ernährung bei akutem M. Crohn auf etwa 70% schätzen. Dies entspricht in etwa der Effektivität der enteralen Ernährungstherapie. Da letztere kostengünstiger und weniger komplikationsträchtig ist als erstere, wäre zu vermuten, dass enterale Ernährung häufiger eingesetzt wird als parenterale Ernährung, das Gegenteil ist jedoch wahrscheinlich der Fall. Dies lässt sich sicher nicht ausschließlich auf Kontraindikationen für eine enterale Ernährung (wie z.B. Megakolon) zurückführen. Somit muss neben der fehlenden Akzeptanz enteraler Ernährung durch Patienten auch eine solche bei gastroenterologisch tätigen Ärzten vermutet werden.

Parenterale Ernährung bei Colitis ulcerosa ist in der Regel nur bei einem umschriebenen medizinischen Problemen indiziert, dem toxischen Megakolon.

Fischöl

ω-3-Fettsäuren, wie sie besonders in Fischöl vorkommen, bewirken über eine Verdrängung des Substratstoffwechsels eine Umschichtung u. a. der Leukotrienbildung von LTB4 hin zu LTB5, das deutlich weniger proinflammatorisch ist. Auf diesem Boden wurden vielfach Therapiestudien zu bei chronisch entzündlichen Erkrankungen (rheumatoide Arthritis, Psoriasis, Colitis ulcerosa, M. Crohn) mit Fischöl durchgeführt. Während sich bei der Colitis ulcerosa allenfalls Verbesserungen von Surrogatparametern ergaben, zeigten zwei Studien beim M. Crohn divergierende Ergebnisse.

Während in der von Lorenz-Meier (1996) publizierten Studie kein Wirkungsnachweis von Fischöl – bei allerdings nicht geringer „Drop-out-Rate" – zeigte, konnte Belluzi eine hochsignifikante Reduktion von Rezidiven unter Fischöleinnahme zeigen (Beluzzi et al. 1996). Die genauen Gründe für diese Divergenz sind nicht bekannt, bemerkenswert ist allerdings die ausgesprochen gute Verträglichkeit des von Belluzzi verwendeten Präparates mit der Folge einer sehr geringen Ausfallsrate. Mit dem dabei verwendeten Produkt werden derzeit Studien in USA und Europa konzipiert (A. Belluzzi, pers. Kommunikation), die die Bedeutung dieser nutritiven Immunmodulation weiter klären werden.

Wirkungsweise enteraler Ernährungstherapie bei akutem M. Crohn

Wenngleich die Wirksamkeit enteraler Ernährungstherapie bei akutem M. Crohn hinreichend belegt ist, herrscht über deren Wirkungsweise weitgehende Unklarheit. Die vermuteten Wirkungsweisen sind in der folgenden Übersicht wiedergegeben.

Dabei erscheint das Konstrukt der Darmruhigstellung bei einer Zunahme der Stuhlfrequenz unter enteraler Ernährungstherapie widerlegt. Auch eine Verbesserung der Stickstoffbilanz folgt erst der Kontrolle der Entzündung, nicht umgekehrt (Royall et al. 1994; Teahon et al. 1995).

Der fäkale Strom scheint einen wesentlichen Anteil an Pathophysiologie der chronisch entzündlichen Darmerkrankungen zu haben, wie die therapeutische Effektivität, z. B. der protektiven Ileostomie, nahe legt. Enterale Ernährungstherapie zeichnet sich u. a. durch eine erhebliche

---

Postulierte Wirkungsweise von Ernährungstherapie bei M. Crohn

- „Bowel rest"
- Verbesserung der Stickstoffbilanz
- Fettsäurenprofile
- Modifikation der enteralen Flora
- Antioxidanzien
- Antigenelimination/-reduktion
- Wirkung bestimmter Aminosäuren (Glutamin, Arginin usw.)

Reduktion der nutritiven Antigene aus. Somit könnte die Reduktion des Antigenangebots die entscheidende therapeutische Rolle bei den Formuladiäten spielen. Diese Vermutung wird zum einen weiter unterstützt durch die Beobachtung, dass Elementardiäten höhere Remissionsraten aufweisen als solche mit intakten Proteinen. Zum anderen würde dies auch die Effektivität parenteraler Ernährung erklären, die im Übrigen etwa derjenigen der enteralen Ernährung entspricht.

Die Bedeutung der fäkalen Flora in der Pathogenese und Therapie der chronisch entzündlichen Darmerkrankungen hat zunehmende Beachtung gefunden. Von dem hauptsächlich verwendeten Kohlenhydrat der enteralen Produkte (i.e. Maltodextrin) sind jedoch keine spezifischen Wirkungen auf das Ökosystem Darm bekannt.

Einfluss von Fettsäurenprofile

Eine spanische Arbeitsgruppe stellte die Hypothese auf, das Fettsäurenprofil der verwendeten Diätetika bei akutem M. Crohn würde die Effektivität zur Remissionsinduktion wesentlich beeinflussen (Esteve-Comas et al. 1993). Die Rationale dafür stellt die Tatsache dar, dass ω-6-Fettsäuren Präkursoren des Leukotrienstoffwechsels darstellen und die relativ fettarmen Flüssigdiäten somit eine Reduktion der Inflammation durch Substratreduktion des Arachidonsäurestoffwechsels erreichen. Unterlegt sahen die Autoren dies dadurch, dass diejenigen Produkte besonders schlechte Erfolgsraten zeigten, die einen hohen Anteil an ω-6-Fettsäuren aufwiesen. Zwei jüngst erschienene Publikationen konnten diese Überlegung jedoch nicht bestätigen. Bei beiden Untersuchungen zeigten sich identische Erfolgsraten hinsichtlich der Remissionsinduktion, gleichgültig, ob die Produkte einen hohen oder geringen Anteil von Fetten aufwiesen (Leiper et al. 2001; Sakurai et al. 2002).

Immunmodulation durch Glutamin und Arginin

Bestimmte Aminosäuren weisen eine immunmodulatorische Kapazität an verschieden Zellen und Geweben, u. a. dem Gastrointestinaltrakt, auf. Die wichtigsten Protagonisten sind diesbezüglich Glutamin und Arginin.

Glutamin ist die quantitativ bedeutsamste Aminosäure im menschlichen Körper und befinden sich überwiegend in Myozyten. Glutamin kann aus anderen Stickstoffträgern synthetisiert werden und ist deshalb nicht essentiell. Glutamin ist ein wichtiges Substrat von Enterozyten und Lymphozyten. Zufuhr von Glutamin und Ernährungstherapie bei M. Crohn (Teahon et al. 1991) reduziert die Permeabilität des Gastrointestinaltrakts und ist somit eine attraktive Intervention bei entzündlichen Darmerkrankungen, da eine erhöhte Permeabilität des Darmes ein Prädiktor für das Auftreten eines akuten Schubes bei M Crohn ist (Wyatt et al. 1993). Andererseits ist Glutamin Substrat für Lymphozyten, die eine zentrale Rolle in der Initiierung und Perpetuierung der chronischen Entzündung bei Morbus Crohn und Colitis ulcerosa haben. Damit ist zu postulieren, dass sowohl eine sehr niedrige als auch eine sehr hohe Glutaminverfügbarkeit in eine proinflammatorische münden: Bei sehr niedrigen Glutamingehalt fehlt den Enterozyten das Substrat (mit der Folge der reduzierten Barrierefunktion und erhöhten Permeabilität), steigende Glutaminkonzentrationen führen zu wiederum zu einer vermehrten Aktivierung von Lymphozyten und anderen immunkompetenten Zellen. Eine optimale Glutaminkonzentration dürfte demnach in einer „mittleren" Konzentration vorliegen (Abb. 4.2).

Arginin weist ebenfalls eine immunmodulierende Eigenschaften auf, indem es Lymphozytenreifung induziert und über den Polyaminstoffwechsel die Regeneration z. B. der Darmschleimhaut fördert. Arginin in-

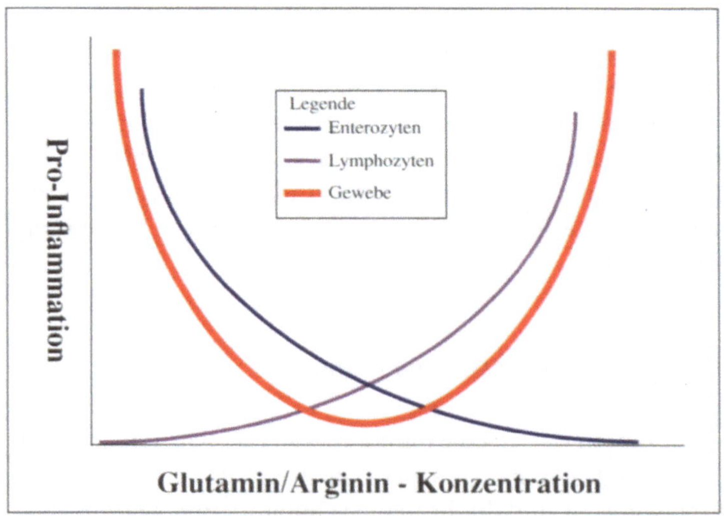

Abb. 4.2. Hypothetische Dosis-Wirkungs-Kurve von Glutamin bzw. Arginin und inflammatorischer Antwort der Kolonschleimhaut bei Morbus Crohn

duziert die Freisetzung von „insulin-like growth factor 1" (IGF-1) und Wachstumshormonen und beschleunigt die Wundheilung nach Operationen (Kirk et al. 1993).

Da die wachstumsfördernden Eigenschaften von Arginin sowohl regeneratorische als auch proliferative Kapazitäten nach sich ziehen, wäre für Arginin ein ähnliches Modell wie für Glutamin hinsichtlich der Dosis-Wirkungs-Kurve zu postulieren (s. Abb. 4.2). Wenngleich diese Modelle zur Realisierung der Entzündungsattenuierung von Ernährungstherapie bei Morbus Crohn durch Glutamin bzw. Arginin attraktiv sind, fehlen sowohl In-vitro- als auch In-vivo-Daten, um diese zu belegen.

Perspektiven enteraler und parenteraler Ernährungstherapie bei CED

Enterale und parentale Ernährungstherapie sind effektive antiinflammatorische Verfahren in Therapie des akuten Morbus Crohn. Weitere weniger bekannte Indikationsgebiete sind z.B. steroidabhängiger Verlauf (Verma et al. 2001), supplementäre Therapie in der Schwangerschaft (Teahon et al. 1991) oder als Remissionserhaltung.

Die Zukunft gilt möglicherweise der Entwicklung optimierter und –für ausgewählte Indikationen – spezifischer Formuladiäten. So wäre z. B. eine Formuladiät mit hohem Fischölanteil in der Rezidivprophylaxe denkbar.

In jedem Fall ist die Industrie aufgefordert, durch Verbesserung der Geschmacksqualität die Akzeptanz der Therapie zu verbessern. Erst dann werden diese Produkte zu einer wirklichen, aber dann um so ernster zu nehmenden, Alternative zu systemischen oder topischen Steroiden in der Akutphase bzw. zu 5-Aminosalizylsäure oder gar Immunsuppressiva in der chronischen Phase.

Literatur

Beattie RM, Schiffrin EJ, Donnet-Hughes A et al. (1994) Polymeric nutrition as the primary therapy in children with small bowel Crohn's disease. Aliment Pharmacol Ther 8(6): 609-615

Belluzzi A, Brignola C, Campieri M, Pera A, Boschi S, Miglioli M (1996) Effect of an enteric-coated fish-oil preparation on relapses in Crohn's disease. N Engl J Med 334(24): 1557-1560

Cravo M, Camilo ME, Correia JP (1991) Nutritional support in Crohn's disease: which route? Am J Gastroenterol 86(3): 317-321

Esteve-Comas M, Nunez MC, Fernandez-Banares F et al. (1993) Abnormal plasma polyunsaturated fatty acid pattern in non-active inflammatory bowel disease. Gut 34(10): 1370-1373

Fell JM, Paintin M, Donnet-Hughes A, Arnaud-Battandier F, MacDonald TT, Walker-Smith JA (1999) Remission induced by a new specific oral polymeric diet in children with Crohn's disease. Nestle Nutr Workshop Ser Clin Perform Programme 2: 187-96; discussion 196-198

Fernandez-Banares F, Cabre E, Esteve-Comas M, Gassull MA (1995) How effective is enteral nutrition in inducing clinical remission in active Crohn's disease? A meta-analysis of the randomized clinical trials. JPEN J Parenter Enteral Nutr 19(5): 356-364

Griffiths AM, Ohlsson A, Sherman PM, Sutherland LR (1995) Meta-analysis of enteral nutrition as a primary treatment of active Crohn's disease. Gastroenterology 108(4): 1056-1067

Kirk SJ, Hurson M, Regan MC, Holt DR, Wasserkrug HL, Barbul A (1993) Arginine stimulates wound healing and immune function in elderly human beings. Surgery 114(2): 155-159; discussion 160

Koerber J, Stopik D (1997) Ernährungstherapie bei Patienten mit chronisch entzündlichen Darmerkrankungen. Leber Magen Darm 29: 52-56

Leiper K, Woolner J, Mullan MM et al. (2001) A randomised controlled trial of high versus low long chain triglyceride whole protein feed in active Crohn's disease. Gut 49(6): 790-794

Lochs H, Steinhardt HJ, Klaus-Wentz B et al. (1991) Comparison of enteral nutrition and drug treatment in active Crohn's disease. Results of the European Cooperative Crohn's Disease Study. IV. Gastroenterology 101(4): 881-888

Lorenz-Meyer H, Bauer P, Nicolay C et al. (1996) Omega-3 fatty acids and low carbohydrate diet for maintenance of remission in Crohn's disease. A randomized controlled multicenter trial. Study Group Members (German Crohn's Disease Study Group). Scand J Gastroenterol 31(8): 778-785

Malchow H, Steinhardt HJ, Lorenz-Meyer H et al. (1990) Feasibility and effectiveness of a defined-formula diet regimen in treating active Crohn's disease. European Cooperative Crohn's Disease Study III. Scand J Gastroenterol 25(3): 235-244

Meryn S, Lochs H, Pamperl H, Kletter K, Mulac K (1983) Influence of parenteral nutrition on serum levels of proteins in patients with Crohn's disease. JPEN J Parenter Enteral Nutr 7(6): 553-556

Messori A, Brignola C, Trallori G et al. (1994) Effectiveness of 5-aminosalicylic acid for maintaining remission in patients with Crohn's disease: a meta-analysis. Am J Gastroenterol 89(5): 692-698

Messori A, Trallori G, D'Albasio G, Milla M, Vannozzi G, Pacini F (1996) Defined-formula diets versus steroids in the treatment of active Crohn's disease: a meta-analysis. Scand J Gastroenterol 31(3): 267-272

O'Morain C, Segal AW, Levi AJ (1980) Elemental diets in treatment of acute Crohn's disease. Br Med J 281(6249): 1173-1175

Ostro MJ, Greenberg GR, Jeejeebhoy KN (1985) Total parenteral nutrition and complete bowel rest in the management of Crohn's disease. JPEN J Parenter Enteral Nutr 9(3): 280-287

Royall D, Jeejeebhoy KN, Baker JP (1994) et al. Comparison of amino acid v peptide based enteral diets in active Crohn's disease: clinical and nutritional outcome. Gut 35(6): 783-787

Sakurai T, Matsui T, Yao T et al. (2002) Short-term efficacy of enteral nutrition in the treatment of active Crohn's disease: a randomized, controlled trial comparing nutrient formulas. JPEN J Parenter Enteral Nutr 26(2): 98-103

Schwab D, Raithel M, Hahn EG (1998) Enteral nutrition in acute Crohn's disease. Z Gastroenterol 36(11): 983-995

Seidner D, Lashner B, Brzezinski A et al. (2000) A novel nutritional formula reduces corticosteroid requirements in patients with ulcerative colitis: a prospective, double-blind, randomized, placebo-controlled multicenter trial. Gastroenterology 2000: A4181

Stephens RV, Randall HT (1969) Use of concentrated, balanced, liquid elemental diet for nutritional management of catabolic states. Ann Surg 170(4): 642-668

Teahon K, Pearson M, Levi AJ, Bjarnason I (1991) Elemental diet in the management of Crohn's disease during pregnancy. Gut 32(9): 1079-1081

Teahon K, Pearson M, Smith T, Bjarnason I (1995) Alterations in nutritional status and disease activity during treatment of Crohn's disease with elemental diet. Scand J Gastroenterol 30(1): 54-60

Teahon K, Smethurst P, Pearson M, Levi AJ, Bjarnason I (1991) The effect of elemental diet on intestinal permeability and inflammation in Crohn's disease. Gastroenterology 101(1): 84-89

Verma S, Holdsworth CD, Giaffer MH (2001) Does adjuvant nutritional support diminish steroid dependency in Crohn disease? Scand J Gastroenterol 36(4): 383-388

Wyatt J, Vogelsang H, Hubl W, Waldhoer T, Lochs H (1993) Intestinal permeability and the prediction of relapse in Crohn's disease. Lancet 341(8858): 1437-1439

Probiotika bei chronisch entzündlichen Darmerkrankungen

A. STURM

In den letzten Jahren haben die Erkenntnisse über Ätiologie und Pathogenese chronisch entzündlicher Darmerkrankungen (CED) deutlich zugenommen, die Bedeutung einzelner Faktoren in der Krankheitsentstehung und Perpetuierung dieser Erkrankungen bleibt jedoch noch unklar. Es ist mittlerweile etabliert, dass es sich bei den beiden Formen der CED, dem Morbus Crohn (MC) und der Colitis ulcerosa (CU) um multifaktorielle Erkrankungen handelt. Hier kommt es durch einen genetisch prädisponierten Wirt durch verschiedene Umweltfaktoren zur Krankheitsmanifestation (Fiocchi 1998; Targan et al. 1995). Während epidemiologische Untersuchungen zur Inzidenz und Prävalenz wichtige geographische, sozioökonomische und ethnische Prädispositionen bei CED klar herausstellen konnten (Fiocchi 1997, 1998), ist die Rolle der Darmflora als Umweltfaktor und ihre Interaktion mit dem darmassoziierten Immunsystem in der Pathogenese bislang wenig beachtet worden („the neglected organ"; Gibson 2000).

Das darmassoziierte Immunsystem

Das darmassoziierte Immunsystem stellt einen wichtigen Beitrag bei der Infektabwehr gegen pathogene Keime dar und hat wesentliche Bedeutung zur Aufrechterhaltung der intestinalen Homöostase (Masopust et al. 2001; Reinhardt et al. 2001). Die Oberfläche des Gastrointestinaltraktes umfasst mehr als 75% der mukosalen Oberfläche des Körpers und ist ständig den luminalen Antigenen der Nahrung und der intestinalen Flora ausgesetzt (Autenrieth 2001). Zur Aufrechterhaltung der intestinalen Homöostase ist es daher erforderlich, Pathogene durch eine Aktivierung mukosaler Abwehrzellen zu eliminieren, eine Überstimulation des Immunsystems zur Verhinderung von Autoimmunprozessen jedoch zu verhindern. Das mukosaassoziierte Immunsystem (MALT) bedient sich zur Erfüllung seiner komplizierten Aufgabe diffiziler Strukturen, die sowohl anatomisch als auch funktionell getrennt werden können. Vereinfacht kann anatomisch zwischen dem organisierten MALT, wie den Tonsillen, den Peyer-Plaques und Lymphfollikeln und dem diffusen Immunsystem, den intra-epithelialen- (IEL) und Lamina-propria-Lymphozyten (LPT) und den dentritischen Zellen unterschieden werden (Autenrieth 2001). Diese beiden Systeme kommunizieren ständig über induktive Strukturen, wie z. B. die M-Zellen, hochspezialisierten Epithelzellen, die luminale Antigene in Lymphfollikel transportieren, antigenpräsentierende Zellen, wie dentritische Zellen oder Makrophagen, oder Gedächtniszellen miteinander. Die intestinale Darmflora ist essentiell zur Entwicklung des MALT (Simon u. Gorbach 1986, 1995). In keimfrei aufgezogenen Tieren entwickelt sich das MALT nur rudimentär und die Lymphozytenpopulationen können sich nicht entwickeln (Elson u. Mestecky 1995). Auf der anderen Seite entwickelt sich in einer Reihe von genetisch prädisponierten Knock-out-Tiermodellen, wie z. B. IL-10 oder IL-2 defizienten Tieren, eine Kolitis nur in Gegenwart einer intestinalen Darmflora (Elson et al. 1995).

Zusammensetzung der Darmflora

Es gibt mehr als 400 verschiedene aerobe und anaerobe Bakterienarten im GI-Trakt (Simon u. Gorbach 1984, 1986, 1995). Diese Mikroorganismen sind nicht zufällig im GI-Trakt verteilt, sondern leben in selektionierten ökologischen Nischen (Simon u. Gorbach 1995). Die ersten Bakterien im GI-Trakt des Menschen sind E. coli und Streptokokken, die bei der Vaginalpassage übertragen werden (Tannock et al. 1990). Innerhalb von zwei Wochen befinden sich 108 bis 1010 dieser Keime im Kolon des Neugeborenen (Simon u. Gorbach 1995). Durch den Sauerstoffverbrauch dieser Keime wird im Weiteren die Besiedelung des Kolons durch Anaerobier gefördert. Aus der Art des Geburtsmodus ergibt sich daher eine unterschiedliche Kolonialisierung des Neugeborenen. Bei Kindern, die durch Sektio zur Welt gebracht wurden, finden sich deutlich weniger Anaerobier (Lilly u. Stillwell 1965). Weitere Unterschiede entwickeln sich zwischen gestillten und Kindern, die Flaschennahrung erhalten. Der Stuhl von gestillten Kindern enthält signifikant mehr Laktobazillen und Bifidobakterien, während der Stuhl von Kindern, die mit käuflich zu erwerbender Nahrung aufgezogen wurden, mehr Enterobakterien enthält (Mevissen-Verhage et al. 1987). Die Flora des Magens und des proximalen Dünndarms unterscheidet sich wesentlich von der des terminalen Ileums und des Kolons. Die Magensäure und der physiologische peristaltische Fluss des Dünndarms helfen bei der Verteilung der Bakterien und limitieren die Anzahl der Mikroorganismen im oberen GI-Trakt (Rolfe 1984). Durch die Magensäure werden bereits die meisten Bakterien zerstört, der Magensaft enthält nur wenige Keime der physiologischen Darmflora, wenn dann meist grampositive Aerobier wie Streptokokken, Staphylokokken, Laktobazillen oder Candida (Simon u. Gorbach 1995). Nach der Nahrungsaufnahme steigt die Bakteriendichte im proximalen GI-Trakt vorübergehend auf 105 Keime/ml an (Simon u. Gorbach 1995). Diese Keime werden, wie beschrieben, durch Magensäure und Peristaltik rasch dezimiert und umverteilt. Im Dünndarm kommt es zu einem graduellen Übergang von der spärlichen grampositiven Mikroflora des oberen GI-Traktes zu der vielfältigen gramnegativen Flora des Kolons, wobei im terminalen Ileum die Anzahl der grampositiven Keime die der gramnegativen übersteigt. Im Kolon können bis zu 10^{12} Keime/ml gefunden werden, die Anaerobier übersteigen dabei die Aerobier um 10^2-10^4 (Simon u. Gorbach 1986). Die häufigsten Anaerobier des Kolons sind Bakteroides, Bifidobakterien und anaerobe, grampositive Kokken (Hentges 1993). Die häufigsten Aerobier sind Enterobakter, Enterokokken, andere Streptokokken, Staphylokokken und Candida. Die Flora des Menschen ist individuell sehr verschieden und kann durch verschiedenste Mechanismen beeinflusst werden. Das beginnt im Magen, wo bei Patienten mit reduzierter Magensäure, z. B. durch Protonenpumpeninhibitoren oder Sucralfat, Bakterien wachsen und zu einer höheren Rate an Pneumonien führen können (Driks et al. 1987). Da eine physiologische Peristaltik Bakterien von der übermäßigen Proliferation im Dünndarm abhält, führen alle Faktoren, die die intestinale Motilität beeinflussen, wie z. B. „blind loops", ein Diabetes mellitus oder Duodenaldivertikel zu einer signifikanten Zunahme von Bakterien im Dünndarm (Drude u. Hines 1980). Die Ileozökalklappe verhindert eine retrograde Kolonisation des Dünndarms mit den Bakterien des Kolons. Nach der Resektion dieser Klappe, z.B. bei Morbus Crohn, kommt es zu einem dramatischen Eindringen von Kolonbakterien in das distale Ileum (Simon u. Gorbach 1984).

Definition von Probiotika

Es liegen eine Reihe von Definitionen von Probiotika vor, die alle unterschiedliche Nuancen dieser mikrobiellen Arzneimittel betonen. Eine in deutsche Definition wäre, dass Probiotika therapeutisch oder prophylaktisch angewandte, lebende, physiologische Mikroorganismen sind, die zur Behandlung von Erkrankungen eingesetzt werden, die mit der Störung der körpereigenen Mikroflora assoziiert sind. Da der letzte Punkt nicht immer klar zu definieren ist, und der Begriff Probiotika gegen Prebiotika und Synbiotika abgegrenzt werden muss, werden hier noch einmal die ursprünglichen englischen Definitionen aufgeführt. Fuller definiert Probiotika als „Live microbial food supplements which beneficially affect the host by improving intestinal microbial balance" (Fuller 1989). Prebiotika werden hiervon abgegrenzt und definiert als „non digestible food ingredients that beneficially affect the host by selectively stimulating the growth and activity of bacteria in the colon" und Synbiotika werden von Gibson als „a combination of a probiotic and a prebiotic that beneficially affects the host by improving survival, implantation, and growth of health-promoting bacteria" definiert (Zoppi 1998). Die meisten Probiotika sind Milchsäurebakterien wie Streptokokken (z. B. S. thermophilus), Laktobazillen (z. B. Lb. Bulgaricus, Lb. acidophilus, Lb. lactis), Bifidobakterien (z. B. B. brevis, B. bifidum, B. infantis), Laktokokken (z. B. Lc. Lactis) oder Pediokokken (z. B. P. acidilactici). Neuere Probiotika schließen auch Hefen (Saccharomyces boulardii, z.B. Perenterol), den E.-coli-Nissle-Stamm 1917 (Mutaflor), Bacillus subtilis oder Probiotikamischungen, wie z. B. VSL#3 ein. VSL#3 enthält drei Stämme Bifidobakterien, vier Stämme Laktobazillen und einen Stamm Streptokokkus salivarius (Campieri 1999; Gionchetti 2000).

Probiotika im Gastrointestinaltrakt

Das Konzept, dass Bakterien auch einen positiven Effekt auf die menschliche Gesundheit haben können, datiert zurück auf den Nobelpreisträger Ellie Metchnikoff (1845-1916), einem russischen Arzt, der 1907 den Laktobazillus in Yoghurt für die relative Langlebigkeit von Bauern auf dem Balkan verantwortlich machte (Metchnikoff 1907). 1965 wurde der Begriff Probiotika von Lilly und Stilwell als Bakterien mit „growth promoting factors" in Farmtieren beschrieben (Lilly u. Stillwell 1965). Probiotika beinhalten gefriergetrocknete Bakterien in Tabletten oder Kapseln und Mikroorganismen in Milchprodukten. Um einen Mikroorganismus als Probiotika bezeichnen zu können, ist es wichtig, dass eine Reihe von Voraussetzungen erfüllt werden. Dazu gehören neben dem Nachweise einer Wirksamkeit in klinischen Studien mehrere Sicherheitsanforderungen

(s. unten). Um therapeutisch wirksam sein zu können, müssen Probiotika durch Magen- und Gallesäureresistenz die Magen-Darm-Passage überleben (Campieri u. Chionchetti 1999; Fuller 1989; Fric 2002; Gorbach 2000; Madsen 2001; Shanahan 2000). Anschließend müssen sie an der intestinalen Epithelschicht anhaften („Adhärenz"), im gastrointestinalen Ökosystem überleben und sich vermehren. Die Sicherheitsanforderungen an ein Probiotikum sind vielfältig (Tschäppe 2001). Bei dem Einsatz lebender Organismen als Therapeutikum müssen Antibiotikaresistenz, Toxin- und Hämolysinbildung, Enteroinvasivität, pathogene Adhäsionsmerkmale oder transferable Plasmide ausgeschlossen werden. Die therapeutische Sicherheit schließt auch das Vorliegen eines Stammpasses zur Kontrolle der Stabilität und Unterscheidung von anderen Standortkeimen ein (Fric 2002; Tschäppe 2001). Diese Anforderung ist bislang nur bei dem E.-coli-Stamm Nissle 1917, Laktobazillus GG und Saccharomyces boulardii erfüllt worden (Fric 2002). Ein weiterer wichtigerer Punkt ist der Ausschluss von Mutationen des Keimes durch den hohen Selektionsdruck im riesigen gastrointestinalen Ökosystem.

Wirkmechanismen von Probiotika

Die Wirkmechanismen mikrobieller Arzneimittel sind vielschichtig und sicherlich nicht vollständig bekannt. Anhand des am besten erforschten Probiotikums, dem Escherichia-coli-Stamm Nissle 1917, sollen hier einige Wirkmechanismen von Probiotika dargestellt werden. E. coli ist ein normaler Darmbewohner des Menschen und vieler Tiere. Die „normalen" E.-coli-Stämme sind apathogene Mikroorganismen, die im Darm mit anderen Mikroben zusammenleben (Simon u. Gorbach 1995). Daneben besteht die Art E. coli aus unterschiedlichen Pathotypen, die Krankheiten auslösen können. Diese pathogenen Typen sind durch die Produktion von Virulenzfaktoren gekennzeichnet, die den als Probiotika eingesetzten E.-coli-Stämmen fehlen müssen (Drude u. Hines 1980). Bei dem E.-coli-Stamm DSM6601 (Nissle 1917) handelt es sich um einen apathogenen Vertreter der mikrobiellen Darmflora, der kompetitive Eigenschaften gegenüber anderen Mikroorganismen aufweist. So konnte in vitro und zum Teil auch in vivo gezeigt werden, das DSM6601 das Wachstum von Stämmen verschiedener Spezies, wie Proteus vulgaris, Salmonella enteritidis, Shigella dysenteria, Yersinia enterocolitica und Vibrio cholera, hemmt (Drude u. Hines 1980). DSM6601 wirkt auch kompetitiv auf Candida albicans und bildet eine Reihe von antagonistischen Fitnessfaktoren aus, zu denen zwei Mikrozine gehören (Tschäppe 2001). Weiterhin wird die Kompetition dieses Stammes mit anderen Mikroorganismen durch mindestens fünf Eisenaufnahmesysteme unterstützt: das Enterobaktin-, Aerobaktin-, Yersiniabaktin- und das Zitratsystem sowie durch die Fähigkeit zur Häminaufnahme (Heesemann u. Schubert 2001). Im Gegensatz zu anderen E.-coli-Stämmen ist der Nissle 1917 Stamm antibiotikasensibel und produziert keine Toxine (Blum et al. 1995). Um sein Überleben im GI-Trakt zu verlängern und eine Adhärenz an der Darmwand zu optimieren, besitzt der DSM6601 Stamm verschiedene Adhäsine (F1C, Typ I-Fimbrien, Curli-Adhäsine) und bildet ein semiraues O6-LPS sowie eine K5-Kapsel. E. coli produziert einen Autoinduktor und einen Biofilm, deren beider Produktion miteinander gekoppelt zu sein scheint (Hacker et al. 2001; Tschäppe 2001). Die Bildung des Biofilmes und die Ausbildung der Curli-Adhäsine ist bei dem E.-coli-Stamm DSM6601 miteinander verbunden. Interessanterweise werden diese Fitnessfaktoren bei diesem Stamm auch bei 37°C produziert, bei den anderen E.-coli-Stämmen fast ausschließlich bei 28 °C (Gionchetti et al. 2000). Weitere Mechanismen im Kampf um die ökologischen Nischen im gastrointestinalen Ökosystem sind das so genannte „Quorum sensing", die Interaktion mit den kommensalen Pathogenen und die Unterstützung des Kolonozytenstoffwechsels durch einen fermentativen Abbau von Kohlehydraten. Hierdurch entstehen Essig-, Butter- und Propionsäure, die durch eine Absenkung des pH-Wertes die Darmmotilität beschleunigen und damit die bakterielle Clearance verbessern.

Weitere Faktoren sind die Milieubereitung und Regeneration der anaeroben Flora durch einen zusätzlichen Sauerstoffverbrauch der Probiotika, was eine Redoxpotentialabsenkung bewirkt (Tschäppe 2001). Eine Immunmodulation durch E. coli Nissle 1917 wird dadurch erreicht, dass mukosale Lymphozyten zu IgA- und IgM-Sekretion angeregt und natürliche Killerzellen sowie Makrophagen aktiviert werden. In einer kürzlich publizierten Studie zeigten Ulisse und Mitarbeiter, dass es durch die Behandlung von Patienten mit Pouchitis durch die Probiotikakombination VSL#3 zu einer verminderten Produktion der proinflammatorischen Zytokine IFN-γ, IL-1α und TNF-α und zu einer gesteigerten Produktion des antiinflammatorischen IL-10 in der Mukosa des Pouches kommt (Shanahan 2000).

Einsatz von Probiotika
bei chronisch entzündlichen Darmerkrankungen

Zunächst stellt sich die Frage, warum Probiotika bei CED wirksam sein sollten. Es gibt eine Reihe von Studien, die eine wichtige Rolle von Bakterien in
der Pathogenese und Perpetuierung von CED zeigen. Entzündungen bei
CED entstehen vorzugsweise in Darmabschnitten mit der höchsten Bakteriendichte, weiterhin ist eine hohe Anzahl pathologisch ad- härenter Keime
bei CED bekannt (Shanahan 2000). Antibiotika werden bei CED, vor allem
bei Morbus Crohn therapeutisch eingesetzt und hohe Antikörpertiter gegen E. coli wurden bei CED nachgewiesen (Shanahan 2000). Eine Unter-
brechung des Stuhlflusses durch ein Stoma beeinflusst den Verlauf eines
MC günstig, dahingegen verschlechtert sich die Erkrankung nach Wiederherstellung des Stuhlflusses. Es ist weiterhin bekannt, dass es bei Patienten
mit CED zu einem Verlust der intestinalen Toleranz gegen die eigene
Mikroflora kommt und es in zahlreichen genetischen Tiermodellen einer
Kolitis, wie z. B. der $IL10^{-/-}$ Maus, nicht zur Entwicklung einer Kolitis in
keimfreier Umgebung kommt (Elson et al. 1995). Bis zum jetzigen Zeitpunkt sind zehn Studien unterschiedlicher Qualität zum Einsatz von Probiotika bei CED veröffentlich worden (Tabelle 5.1). Betrachtet man nur
kontrollierte, randomisierte Studien, die als Originalarbeit publiziert wurden, bleiben eine Arbeit von Guslandi mit Saccharomyces boulardii beim
MC (nichtverblindet), die Arbeiten von Kruis und Rembacken mit Mutaflor

Tabelle 5.1. Therapiestudien zum Einsatz von Probiotika bei CED (Stand 7/2002)

Patientenkollektiv Ref.			Behandlungs- dauer	Eingesetzte Medikamente
MC	CDAI>150	28 Pat.	1 Jahr	Mutaflor vs. Plazebo
MC zin	CDAI<150	32 Pat.	6 Mo.	Sach/Mesalazin vs. Mesala-
CU	Remission	120 Pat.	12 Wo.	Mutaflor vs. Mesalazin
CU	akuter Schub	116 Pat.	1 Jahr	Mutaflor vs. Mesalazin
CU	CDAI<150	20 Pat.	1 Jahr	VSL#3
CU	Remission	327 Pat.	1 Jahr	Mutaflor vs. Mesalazin
Pouchitis	Remission	40 Pat.	9 Mo.	VSL#3 vs.Plazebo
Pouchitis	akuter Schub	40 Pat.	1 Jahr	VSL#3 vs. Mesalazin
Pouchitis	akuter Schub	10 Pat.	1 Mo.	LGG* + Präbiotika
Pouchitis	postoperativ	40 Pat.	1 Jahr	VSL#3 vs. Plazebo

* Lactobacillus GG.

bei CU (beide doppelblind) und eine Studie von Gionchetti mit der Probiotikakombination VSL#3 bei chronischer Pouchitis (doppelblind) übrig (Guslandi et al. 2000; Kruis et al. 1997; Rembacken et al. 1999).

In der erstgenannten Untersuchungen wurden 32 Patienten mit MC in Remission (CDAI @150) eingeschlossen. Die Patienten wurden per Zufallsprinzip, aber offen, mit peroral 3-mal 1 g/Tag Mesalazin oder 2-mal 1 g/Tag Mesalazin plus 1 g/d Saccharomyces boulardii behandelt. Nach sechs Monaten war ein Rückfall (CDAI >150 oder Anstieg um >100 Punkte vom Ausgangswert) bei 37% in der Gruppe, die Mesalazin alleine erhielt und 6% in der Mesalazin-plus-Saccharomyces-Gruppe beobachtet worden (p=0,04; Guslandi et al. 2000). Die erste klinische, kontrollierte, randomisierte Doppelblindstudie zum Einsatz von Probiotika bei CED wurde durch Kruis und Mitarbeiter durchgeführt. Es wurden 120 Patienten mit CU in Remission eingeschlossen. Die Patienten erhielten entweder 3-mal 0,5 g Mesalazin/d oder 200 mg/Tag des Eschericha-coli-Stamms Nissle 1917 (Mutaflor) morgens. Am Ende des Beobachtungszeitraums von zwölf Wochen fand sich kein signifikanter Unterschied im CAI zwischen Mesalazin und Mutaflor (Kruis et al. 1997). Die Ergebnisse dieser Studie konnten auch in einem längeren Untersuchungszeitraum durch die gleiche Arbeitsgruppe bestätigt werden, bei der 327 Patienten im gleichen doppelblinden, randomisierten Ansatz mit Mutaflor und Mesalazin in der Remissionserhaltung einer CU behandelt wurden (Kruis et al. 2001). Rembacken und Mitarbeiter publizierten zwei Jahre später eine Studie, bei der 116 Patienten mit aktiver CU doppelblind entweder mit Mesalzin (3-mal 800 mg/d Asacol) oder mit 400 mg/d Mutaflor behandelt wurden. In dieser Untersuchung wurden die Patienten eine Woche mit oralem Gentamycin vorbehandelt, um die endogene Flora zu unterdrücken, begleitende Steroide und Immunsuppression waren erlaubt. Nach Erreichen der Remission wurden Asacol auf 3-mal 400 mg/Tag und Mutaflor auf 200 mg/Tag reduziert. Es fand sich kein Unterschied in der Remissionserreichung- und erhaltung der CU, die Dosierung der topischen und systemischen Steroide und Azathioprin war in beiden Gruppen vergleichbar (Rembacken et al. 1999).

In der Pathophysiologie der Pouchitis spielen Bakterien eine wichtige Rolle, der therapeutische Einsatz von Probiotika scheint daher besonders interessant zu sein. Gionchetti und Mitarbeiter behandelten vierzig Patienten mit klinischer und endoskopischer Remission einer Pouchitis mit VSL#3 oder Plazebo für 9 Monate. Am Ende der Untersuchung hatten 15% der Patienten in der Probiotikgruppe einen Rückfall der Pouchitis, jedoch 100% der Patienten in der Plazebogruppe (p<0,001; Gionchetti et al. 2001).

Zusammenfassung

Die Therapie von CED hat sich im letzten Jahrzehnt durch den Einsatz moderner und potenter immunsuppressiver Medikamente und neue Therapieansätze, wie z. B. die Blockierung des Tumornekrosefaktor-α durch Infliximab, dramatisch erweitert. Die bislang etablierten Medikamente unterdrücken jedoch die gesamte Immunantwort des Wirtes, haben keine Organspezifität, führen durch eine Beeinflussung des mukosalen und systemischen Immunsystems zu zum Teil dramatischen Nebenwirkungen und missachten die Rolle der bakteriellen Mikroflora in der Pathogenese chronisch entzündlicher Darmerkrankungen (Shanahan et al. 2000a). Eine Vielzahl von klinischen und experimentellen Untersuchungen konnte zeigen, dass durch die Beeinflussung der intestinalen Flora der Krankheitsverlauf von CED verändert werden kann. Die Rolle der intestinalen Mikroflora in der Pathogenese dieser Erkrankung gilt daher als fest etabliert (Shanahan et al. 2000b).

Es liegt eine Reihe klinischen Studien vor, die die Wirksamkeit verschiedener Probiotika in der Behandlung von MC oder CU untersucht haben. Die Daten und die Qualität der klinischen Studien unterscheiden sich aber deutlich und können nicht immer einfach interpretiert werden. In der Behandlung der CU scheint das Probiotikum Mutaflor der Standardtherapie mit Mesalazin in der Remmissionserhaltung ebenbürtig zu sein (Kruis et al. 1997; Rembacken et al. 1999), in der Behandlung der Pouchitis hat die Probiotikakombination VSL#3 gezeigt, dass es wirksamer als Plazebo in der Remissionserhaltung ist (Gionchetti et al. 2000). Bei der Behandlung des MC liegen bislang noch keine größeren doppelblinden plazebokontrollierten Studien vor. Bei der Zulassung von Probiotika als mikrobielle Arzneimittel müssen auch Sicherheitsanforderungen eine wichtige Rolle spielen. Der Patient muss vor genetischen Veränderungen, Antibiotikaresistenzen oder Toxinbildung durch die inokulierten Mikroorganismen geschützt werden (Tschäppe 2001).

Zusammenfassend bieten Probiotika in der Therapie chronisch entzündlicher Darmerkrankungen erstmalig die Möglichkeit, nicht die Antwort des Wirtes, sondern das auf den Wirtsmechanismus einwirkende Umfeld, die Darmflora, positiv zu verändern. Der Einsatz mikrobieller Arzneimittel könnte unser Verständnis der Interaktion des Wirtes mit seiner intestinalen Mikroflora verbessern, der therapeutische Einsatz von Biotherapeutika in der Behandlung von Patienten mit CED erscheint vielversprechend.

Literatur

Autenrieth IB (2001) Das darmassoziierte Immunsystem: Grundlagen und Bedeutung für Wirt-Erreger-Interaktion. In: Hacker J, Kruis W (Hrsg) Darmflora in Symbiose und Pathogenität. Alfred-Nissle-Gesellschaft e.V., Hagen, S 83-90

Blum G, Marre R, Hacker J (1995) Properties of Escherichia coli strains of serotype O6. Infection 23: 234-236

Campieri M, Gionchetti P (1999) Probiotics in inflammatory bowel disease: new insight to pathogenesis or a possible therapeutic alternative? Gastroenterology 116: 1246-1249

Driks MR, Craven DE, Celli BR et al. (1987) Nosocomial pneumonia in intubated patients given sucralfate as compared with antacids or histamine type 2 blockers. The role of gastric colonization. N Engl J Med 317: 1376-1382

Drude RB Jr, Hines C Jr (1980) The pathophysiology of intestinal bacterial overgrowth syndromes. Arch Intern Med 140: 1349-1352

Elson CO, Mestecky J (1995) The mucosal immune system. In: Blaser MJ, Smith PD, Ravdin JI (eds) Infections of the gastrointestinal tract. Raven Press, New York

Elson CO, Sartor RB, Tennyson GS, Riddell RH (1995) Experimental models of inflammatory bowel disease. Gastroenterology 109: 1344-1367

Fiocchi C (1997) The immune system in inflammatory bowel disease. Acta Gastroenterol Belg 60: 156-162

Fiocchi C (1998) Inflammatory bowel disease: etiology and pathogenesis. Gastroenterology 115: 182-205

Fric P (2002) Probiotics in Gastroenterology. Z Gastroenterol 40: 197-201

Friedmann G, George J (200) Treatment of refractory „Pouchitis" with Prebiotic and Probiotic Therapy. Gastroenterology 118: A4167

Fuller R (1989) Probiotics in man and animals. J Appl Bacteriol 66: 365-378

Gibson PR (2000) The intracellular target of butyrate's actions: HDAC or HDON'T? Gut 46: 447-448

Gibson GR, Roberfroid MB (1995) Dietary modulation of the human colonic microbiota: introducing the concept of prebiotics. J Nutr 125: 1401-1412

Gionchetti P, Rizzello F, Venturi A et al. (2000) Oral bacteriotherapy as maintenance treatment in patients with chronic pouchitis: a double-blind, placebo-controlled trial. Gastroenterology 119: 305-309

Gionchetti P, Rizzello F, Venturi A, Helwig U, Campieri M (2000) Prophylaxis of pouchitis onset with probiotic therapy: a double-blind, placebo controlled Trial. Gastroenterology 118: A1214

Gorbach SL (2000) Probiotics and gastrointestinal health. Am J Gastroenterol 95: S2-S4

Guslandi M, Mezzi G, Sorghi M, Testoni PA (2000) Saccharomyces boulardii in maintenance treatment of Crohn's disease. Dig Dis Sci 45: 1462-1464

Drude RB Jr, Hines C Jr (1980) The pathophysiology of intestinal bacterial overgrowth syndromes. Arch Intern Med 140: 1349-1352

Hacker J, Dobrindt U, Emödy L (2001) Wie Bakterien kommunizieren. quorum sensing und Crosstalk in bakteriellen Lebensgemeinschaften. In: Hacker J, Kruis W (Hrsg) Darmflora in Symbiose und Pathogenität. Alfred-Nissle-Gesellschaft e.V., Hagen

Heesemann J, Schubert S (2001) Antagonistische Prinzipien und Eisentransportsysteme von Eschericia coli: Bedeutung für Ökologie und Pathogenität. In: Hacker J, Kruis W (Hrsg) Darmflora in Symbiose und Pathogenität. Alfred-Nissle-Gesellschaft e.V., Hagen

Hentges DJ (1993) The anaerobic microflora of the human body. Clin Infect Dis 16 (Suppl 4): 175-180

Kruis W, Fric P, Stolte M (2001) Maintenance of remission in ulcerative colitis is equally effective with Escherichia coli nissle 1917 and with standard mesalazine. Gastroenterology 120: A127

Kruis W, Schutz E, Fric P, Fixa B, Judmaier G, Stolte M (1997) Double-blind comparison of an oral Escherichia coli preparation and mesalazine in maintaining remission of ulcerative colitis. Aliment Pharmacol Ther 11: 853-858

Lilly D, Stillwell R (1965) Probiotics: growth promoting factors produced by microorgansms. Science 47: 747-748

Madsen KL (2001) The use of probiotics in gastrointestinal disease. Can J Gastroenterol 15: 817-822

Masopust D, Vezys V, Marzo A, Lefrancois L (2001) Preferential localization of effector memory cells in nonlymphoid tissue. Science 291: 2413-2417

Metchnikoff E (1907) The prolongation of life. In: Heinemann G, London 1907, pp 161-183

Mevissen-Verhage EA, Marcelis JH, de Vos MN, Harmsen-van Amerongen WC, Verhoef J (1987) Bifidobacterium, Bacteroides, and Clostridium spp. in fecal samples from breast-fed and bottle-fed infants with and without iron supplement. J Clin Microbiol 25: 285-289

Reinhardt RL, Khoruts A, Merica R, Zell T, Jenkins MK (2001) Visualizing the generation of memory CD4 T cells in the whole body. Nature 410: 101-105

Rembacken BJ, Snelling AM, Hawkey PM, Chalmers DM, Axon AT (1999) Non-pathogenic Escherichia coli versus mesalazine for the treatment of ulcerative colitis: a randomised trial. Lancet 354: 635-639

Rolfe RD (1984) Interactions among microorganisms of the indigenous intestinal flora and their influence on the host. Rev Infect Dis 6 (Suppl 1): S73-79

Shanahan F (2000) Immunology. Therapeutic manipulation of gut flora. Science 289: 1311-1312

Shanahan F (2000) Probiotics and inflammatory bowel disease: is there a scientific rationale? Inflamm Bowel Dis 6: 107-115

Simon GL, Gorbach SL (1986) The human intestinal microflora. Dig Dis Sci 31: 147S-162S

Simon GL, Gorbach SL (1995) Normal alimentary tract microflora. In: Blaser MJ, Smith PD, Ravdin JI (eds) Infections of the gastrointestinal tract. Raven Press, New York, 53-69

Simon GL, Gorbach SL (1984) Intestinal flora in health and disease. Gastroenterology 86: 174-193

Tannock GW, Fuller R, Smith SL, Hall MA (1990) Plasmid profiling of members of the family Enterobacteriaceae, lactobacilli, and bifidobacteria to study the transmission of bacteria from mother to infant. J Clin Microbiol 28: 1225-1228

Targan SR, Karp Murphy L (1995) Clarifyng the cause of Crohn's. Nat Med 1: 1241-1243

Tschäppe H (2001) Sicherheit mikrobieller Arzneimittel. In: Hacker J, Kruis W (Hrsg) Darmflora in Symbiose und Pathogenität. Alfred-Nissle-Gesellschaft e.V., Hagen, 153-162

Ulisse S, Gionchetti P, D'alo S et al. (2001) Expression of cytokines, inducible nitric oxide synthase, and matrix metalloproteinases in pouchitis: effects of probiotic treatment. Am J Gastroenterol 96: 2691-2699

Venturi A, Gionchetti P, Rizzello F, Johansson R, Zucconi E, Brigidi P, Matteuzzi D, Campieri M (1999) Impact on the composition of the faecal flora by a new probiotic preparation: preliminary data on maintenance treatment of patients with ulcerative colitis. Aliment Pharmacol Ther 13: 1103-1108

Zoppi G (1998) Probiotics, prebiotics, synbiotics and eubiotics. Pediatr Med 1998: 13-17

TEIL II

Prävention intestinaler Dysplasien und Neoplasien

Bewährte und neue diagnostische Strategien zur Früherkennung intestinaler Dysplasien und Neoplasien

F. SEIBOLD

Bereits 1928 wurden kolorektale Karzinome bei Patienten mit Colitis ulcerosa beschrieben. Im Vergleich zur Normalbevölkerung ist das Karzinomrisiko bei der Colitis ulcerosa ca. 20fach und beim Morbus Crohn ca. 4fach erhöht (Bernstein 1999; Ekbom 1990). Allerdings ist die Zahl an kolorektalen Karzinomen in der Gesamtbevölkerung auf dem Boden einer chronisch entzündlichen Darmerkrankung im Vergleich zum sporadischen kolorektalen Karzinom gering (Abb. 6.1).

Das Karzinomrisiko für kolorektale Karzinome ist bei Patienten mit Colitis ulcerosa höher als beim Morbus Crohn (700 vs. 200 Krebstodesfälle/100.000 Erkrankte). Allerdings sind diese Zahlen auf alle Crohn-Kranken berechnet. Die aktuelle Datenlage zeigt, dass kolorektale Karzinome v. a. beim Kolon-Crohn vorkommen. Insgesamt scheint das Risiko für kolorektale Karzinome beim M. Crohn aufgrund des diskontinuierlichen Verlaufs der oft früh durchgeführten Kolonteilresektionen bei schweren Verläufen im Vergleich zur Colitis ulcerosa niedriger zu sein.

Das Karzinomrisiko korreliert mit der Ausdehnung der Erkrankung und ist bei Pankolitis bzw. bei Pankolitis mit Backwash-Ileitis am höchsten (Heuschen et al. 2001), während es bei Proktitiden sehr gering ist. Liegt gleichzeitig eine primär sklerosierende Cholangitis vor, so scheint das Risiko für kolorektale Karzinome ebenfalls erhöht zu sein.

Des Weiteren ist das Karzinomrisiko mit der Krankheitsdauer assoziiert. Die kumulative Inzidenz für kolorektale Karzinome liegt nach einer Krankheitsdauer von 20 Jahren bei 5-10% und bei 12-20% nach 30 Jahren (Ekbom et al. 1990; Lennard-Jones et al. 1990). In einer Arbeit wurde für Kolitispatienten mit einem 35-jährigen Verlauf sogar ein Risiko von 30% für die Karzinomentwicklung angegeben (Ekbom et al. 1990).

Beobachtungen lassen auf ein niedrigeres Risiko für kolorektale Karzinome bei medikamentös therapierten Patienten schließen. Insbesondere

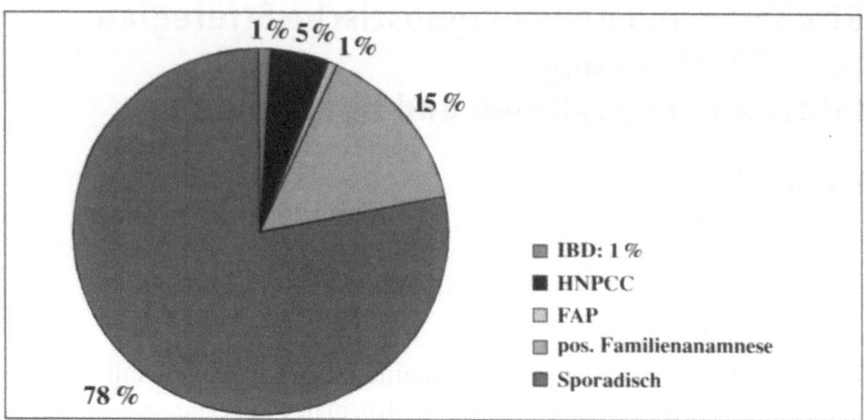

Abb. 6.1. Vorkommen des kolorektalen Karzinoms

erscheint das Karzinomrisiko bei Einnahme von 5-ASA-Produkten erniedrigt (Eaden et al. 2000).

Interessanterweise treten kolorektale Karzinome bei Patienten mit Colitis ulcerosa gehäuft multifokal auf (Choi u. Kim 1995). Im Gegensatz zu sporadischen kolorektalen Karzinomen, die oft polypös wachsen, findet man bei kolitisassoziierten Karzinomen häufig ein diffus wandinfiltrierendes Tumorwachstum. Aus diesem Grund sind die Karzinome endoskopisch oft schlecht erkennbar.

Zwischen dem Auftreten von Dysplasien und kolorektalen Karzinomen besteht eine positive Korrelation, auf die sich die aktuelle Vorsorgepraxis gründet (s. unten). Allerdings wurden wiederholt kolorektale Karzinome ohne vorherige Diagnose von Dysplasien beschrieben.

Aufgrund des deutlich erhöhten Risikos kolorektaler Karzinome bei Patienten mit Colitis ulcerosa sind Überwachungsstrategien sinnvoll. Zum gegenwärtigen Zeitpunkt beruhen diese nur partiell auf wissenschaftlicher Evidenz. Im Folgenden werden die gängigen und noch experimentellen Überwachungsstrategien diskutiert.

Detektion der Dysplasien durch regelmäßige Kontrollkoloskopien

Da Dysplasien bei Colitis ulcerosa mit dem kolorektalen Karzinom assoziiert sind, wird aktuell – nach einer Krankheitsdauer von 8 Jahren – eine jährliche Kontrollendoskopie empfohlen. Eine Dysplasie ist eine intraepitheliale Neoplasie, die durch Veränderungen der Epithelarchitektur, Ausreifungsstörungen des Epithels und Zellatypien gekennzeichnet ist. Diese Veränderungen müssen vom Pathologen von entzündlichen Schleimhautveränderungen eindeutig abgegrenzt werden. Aktuell wird zwischen hochgradigen, leichten und fraglichen Dysplasien unterschieden. Es herrscht Konsens, eine Kolektomie bei hochgradigen Dysplasien zu empfehlen. Bei geringgradigen Dysplasien, die sich oft in flacher, unauffälliger Schleimhaut befinden, herrscht Uneinigkeit, ob eine Kolektomie durchgeführt werden soll. Es ist spekulativ, ob solche Veränderungen wieder spontan verschwinden können oder ob sie zwangsläufig in eine hochgradige Dysplasie oder ein kolorektales Karzinom übergehen. Bei 35% der Patienten mit kolorektalem Karzinom wurden im Operationspräparat gleichzeitig niedriggradige Dysplasien und bei ca. 90% gleichzeitig hochgradige Dysplasien gefunden (Axon 1994; Bernstein 1999). Anders herum betrachtet, findet sich bei 40% der Patienten mit hochgradigen Dysplasien gleichzeitig ein kolorektales Karzinom (Blackstone et al. 1981). Aufgrund der weitreichenden Konsequenz bei der Detektion einer hochgradigen Dysplasie, sollte dieser Befund immer von einem weiteren Pathologen bestätigt werden (s. unten).

Eine spezielle Situation stellt die DALM („dysplasia-associated lesion or mass") dar. Hierbei handelt es sich um makroskopisch sichtbare Veränderungen, bei denen eine Dysplasie nachgewiesen wird. Makroskopisch können diese Veränderungen beispielsweise als schwer abgrenzbare Polypen oder als unregelmäßig verlaufende Strikturen imponieren. In diesen Fällen wird eine Kolektomie empfohlen, da meistens gleichzeitig ein Karzinom vorliegt. Die DALM muss von adenomähnlichen DALM oder ALM differenziert werden, die sich bezüglich der Prognose wie Adenome verhalten und endoskopisch abgetragen werden können (Engelsgjerd et al. 1999; Rubin et al. 1999). Patienten mit adenomähnlichem DALM wurden endoskopisch nachkontrolliert (bislang 2-5 Jahre), dabei wurde kein signifikant erhöhtes Dysplasierisiko oder ein Auftreten von kolektalen Karzinomen festgestellt (Engelsgjerd et al. 1999; Rubin et al. 1999). Dabei spielt es keine Rolle, ob die adenomähnlichen DALM aus entzündlich veränderter oder normaler Darmschleimhaut stammen.

Die jährliche Kontrollkoloskopie wird ab dem 8. Krankheitsjahr bei Pankolitis empfohlen. Bei Linksseitenkolitis sollte mit dieser Präventionsmaßnahme ab dem 10. Jahr begonnen werden (Keller et al. 1999). Die Überwachungsstrategie beim Kolon-Crohn kann der Vorgehensweise bei der Colitis ulcerosa angepasst werden, allerdings liegen diesbezüglich noch weniger Daten vor. In einer kürzlich publizierten Studie wurde von 259 Crohn-Patienten berichtet, die in zweijährigen Abständen über 20 Jahre koloskopisch kontrolliert wurden. Dabei konnten während einer Überwachungsperiode von ca. 8-10 Jahren bei initial unauffälliger Koloskopie in 22% Dysplasien oder kolorektale Karzinome diagnostiziert werden (Friedman et al. 2001).

Ob die Krankheitsaktivität und die medikamentöse Therapie in den Untersuchungsintervallen berücksichtigt werden können, ist noch unklar. Bei Linksseitenkolitis und evtl. auch bei Pankolitis können am Anfang des Überwachungsprogramms die Untersuchungen auch im zweijährlichen Abstand vorgenommen werden, während mit zunehmender Krankheitsdauer dann jährliche Koloskopien sinnvoll sind.

Die Zahl der entnommenen Biopsien trägt wesentlich zur Verlässlichkeit der Kontrollendoskopien bei. Um zu erreichen, dass 75-90% der Dysplasien erfasst werden können, müssen 30-45 Biopsien entnommen werden (Felder u. Korelitz 1993). Die Quadrantenbiopsien sollten im proximalen Kolon alle 10 cm, im Sigma und Rektum alle 5 cm entnommen werden.

Bei der Interpretation der Biopsien gibt es große Unterschiede in der Bewertung durch die einzelnen Pathologen. Aus diesem Grund sollte beim Nachweis von Dysplasie eine Zweitmeinung eingeholt werden. In einer Untersuchung wurden die gleichen Gewebsschnitte von unterschiedlichen Pathologen analysiert, dabei hatten 13 Pathologen 51 Schnitte zur Begutachtung. Nur vier Schnitte wurden von allen Pathologen gleich klassifiziert (Eaden et al. 2001).

Retrograde Kolonspülung

Da bei der bioptisch durchgeführten Überwachungsstrategie nur kleinste, evtl. nicht repräsentative Teile der Mukosa untersucht werden können, wurde mit einer fraktionierten Spülung des Kolons versucht, Zellmaterial zu gewinnen, das dann zytologisch und zytometrisch aufgearbeitet wurde (Keller et al. 1999). Dabei konnte bei acht von zehn Patienten ausreichendes Zellmaterial gewonnen werden; bei drei dieser Patienten traten atypische Zellen auf, die auch aneuploid waren.

Chromoendoskopie und Fluoreszenzendoskopie

Diese relativ neuen Verfahren sollen nicht oder nur schlecht sichtbare maligne und prämaligne Veränderungen besser visualisieren. Bei der Prävention des kolorektalen Karzinoms bei der Colitis ulcerosa wäre ein solches Verfahren, sofern spezifisch genug, eine wesentliche Erleichterung. Zur Chromoendoskopie gibt es bislang keine guten Daten für die Colitis ulcerosa. Bei der Fluoreszenzendoskopie kann die Autofluoreszenz zur Anwendung kommen, allerdings scheint die Sensitivität dieser Methode wesentlich geringer zu sein als bei der exogenen Fluoreszenzendoskopie. Hierbei werden Sensibilisatoren verwendet, die sich in den malignen Veränderungen selektiv anreichern und bei Bestrahlung mit einer spezifischen Wellenlänge fluoreszieren. Die 5-Aminolävulinsäure ist aktuell das verbreitetste Agens, das in diesem Zusammenhang verwendet wird. Als wichtigste Nebenwirkung ist bei systemischer Anwendung von 5-ALA mit einer Lichtempfindlichkeit zu rechnen. Bei der Colitis ulcerosa kann die Entzündung an sich einen störenden Einfluss auf die Fluoreszenzdetektion von Dysplasien haben (Messmann 1995). Durch eine zeitverzögerte Erfassung der Fluoreszenz ist es aber offenbar möglich, die entzündungsbedingte Unspezifität zu umgehen (Ortner et al. 1997). Alle o.g. Verfahren sind noch in Erprobung; gute wissenschaftliche Daten, die einen Einsatz der Fluoreszenzendoskopie in der Routine unterstützen würden, liegen noch nicht vor.

DNA-Aneuploidie

Aneuploidie wurde bei 32 von 368 (9%) Patienten mit Colitis ulcerosa gefunden. Dieser Prozentsatz nahm mit zunehmender Krankheitsdauer oder bei Assoziation mit einer PSC signifikant zu (Holzmann et al. 2001). Sensitiver scheint die Untersuchung der Chromosomeninstabilität mittels FISH- (In-situ-Hybridisierungs-)Technik zu sein. Dabei wurde unter vielen anderen Veränderungen ein Verlust im Chromosom 17p bei Patienten mit Dysplasien gefunden (Rabinovitch et al. 1999). Interessanterweise konnten diese Veränderungen an dysplasiefreien Rektumbiopsien von Patienten, die in anderen Abschnitten des Darmes Dysplasien hatten, nachgewiesen werden, während dysplasiefreie Patienten ähnliche Chromosomeninstabilitäten wie die gesunden Kontrollpatienten aufwiesen.

Molekulare Marker und Antigene

Wie bei sporadischen kolorektalen Karzinomen können bei Patienten mit chronisch entzündlichen Darmerkrankungen die Onkogenaktivierung Bcl2, Myc, oder Ras-Onkogenmutationen untersucht werden, ebenso wie der Verlust von Tumorsuppressorgenen APC, DCC, MCC, p53 und DPC4 (Ortner et al. 1997). Eine höhere Inzidenz an Mikrosatelliteninstabilität wurde in Resektaten aus entzündeter Mukosa ohne Neoplasien als in Resektaten tumoröser Mukosa gefunden. Allerdings fand sich in der letzten Gruppe vermehrt eine p53-Expression (Ishitsuka et al. 2001). Der Proliferationsmarker Ki 67 wurde bei Patienten mit Dysplasie signifikant gehäuft gefunden. Dabei scheint die Expression von Ki67 und p53 oberhalb der basalen zwei Drittel der Krypte charakteristisch für Dysplasien zu sein (Shinozaki et al. 2000). Insgesamt sind jedoch alle diese Marker aufgrund ihrer Sensitivität und Spezifität aktuell keine geeigneten sicheren Parameter, auf die sich das weitere therapeutische Prozedere gründen könnte.

Die Expression von muzinassoziierten Sialosyl-Tn-Antigenen wurde im Zusammenhang mit der Karzinogenese bei sporadischen kolorektalen Karzinomen gestellt. In einer retrospektiven Untersuchung an Biopsien wurden bei elf Patienten, die eine Dysplasie oder ein kolorektales Karzinom entwickelt haben, und elf Kontrollen, 969 Biopsien mit einem monoklonalen Antikörper gegen Sialosyl-TN gefärbt. Dabei zeigte sich bei Patienten mit Dysplasie oder solchen, bei denen bei Kontrolluntersuchungen Dysplasien zu finden waren, gehäuft eine Expression des Antigens (Itzkowitz et al. 1996). Allerdings fand sich auch bei den Kontrollen eine Sialosyl-TN-Expression, sodass diese Untersuchung für die Routine von fraglicher Bedeutung ist.

Zusammenfassung

Die kolonoskopische Überwachung bei der Colitis ulcerosa mit einem Verlauf von über acht Jahren wird von der amerikanischen (AGA) wie auch von den meisten europäischen Gastroenterologen-Gesellschaften empfohlen, wenngleich gute prospektive Studien hierzu fehlen. Im Gegensatz zum sporadischen kolorektalen Karzinom, bei dem klar gezeigt werden konnte, dass eine Koloskopie alle zehn Jahre das Risiko, an einem solchen Tumor zu versterben, signifikant senken kann (Suleiman et al. 2002), ist die makroskopische Detektion von tumor- oder dysplasiehaltigen Herden im Darm von Patienten mit Colitis ulcerosa oft sehr schwierig. Aus diesem

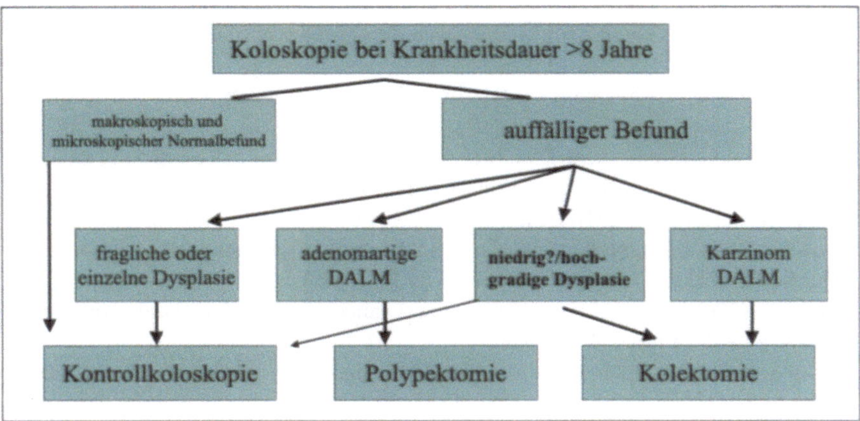

Abb. 6.2. Überwachungsstrategie IBD

Grund sollte eine möglichst hohe Zahl an Biopsien entnommen werden (>25). Beim histologischen Nachweis von Dysplasien ist die Zweitmeinung eines Pathologen einzuholen. Bei DALM oder hochgradigen Dysplasien sollte eine Kolektomie durchgeführt werden. Bei niedriggradigen oder „intermediate" Biopsien sollte innerhalb von 2-3 Monaten eine erneute Koloskopie mit ausgiebiger Biopsie erfolgen bzw. die Kolektomie diskutiert werden. Da kolorektale Karzinome im dysplasiefreien Gewebe auftreten können und da im chronisch alterierten Darm dysplastische Herde makroskopisch oft nicht erkennbar sind, ist es wichtig, dass Patient und Untersucher sich nicht in falscher Sicherheit wiegen. Daher ist bei Patienten mit Colitis ulcerosa mit entsprechender Klinik und langjährigem Verlauf die Indikation zur Kolektomie eher großzügig zu stellen (Abb. 6.2). Die Datenlage beim M. Crohn ist weniger gesichert als bei der Colitis ulcerosa. Beim Kolon-Crohn mit einem Verlauf von über zehn Jahren ist die regelmäßige Kontrollkoloskopie empfehlenswert.

Literatur

Axon ATR (1994) Cancer surveillance in ulcerative colitis – a time for reappraisal. Gut 35: 587-589

Bernstein CN (1999) ALM versus DALM in ulcerative colitis. Gastroenterology 117: 1488-1491

Blackstone MO, Riddell RH, Rogers BGH et al. (1981) Dysplasia associated lesion or mass detected by colonoscopy in long-standing ulcerative colitis. Gastroenterology 80: 366-374

Choi P, Kim WH (1995) Colon cancer surveillance. Gastroenterol Clin North Am 24: 671-687

Eaden J, Abrams, Ekbom A, Jackson E, Mayberry J (2000) Colorectal cancer prevention in ulcerative colitis. Aliment Pharm Ther 14: 145-153

Eaden J, Abrams K, McKay H, Denley H, Mayberry (2001) Inter-observer variation between general and specialist gastrointestinal pathologists when grading dysplasia in ulcerative colitis. J Pathol 194: 152-157

Ekbom A (1990) Increased risk of large-bowel cancer in Crohn's disease with colonic involvement. Lancet 336: 357-358

Ekbom A, Helmick C, Zack M, Adami HO (1990) Ulcerative colitis and colorectal cancer: A population-based study. N Engl J Med 323: 1228

Engelsgjerd M, Farraye FA, Odze RD (1999) Polypektomy may be adequate treatment for adenoma-like dysplastic lesions in chronic ulcerative colitis. Gastroenterology 117: 1288-1294

Felder JB, Korelitz BI (1993) Cancer in inflammatory bowel disease. Curr Opin Gastroenterology 9: 552-559

Friedman S, Rubin PH, Bodian C, Goldstein E, Harpaz N, Present DH (2001) Screening and surveillance colonoscopy in chronic Crohn's colitis. Gastroenterology 120: 820-826

Heuschen UA, Hinz U, Allemeyer EH et al. (2001) Backwash ileitis is strongly associated with colorectal carcinoma in ulcerative colitis. Gastroenterology 120: 841

Holzmann K, Klump B, Borchard F, Gregor M, Porschen R (2001) Flow cytometric and histologic evaluation in a large cohort of patients with ulcerative colitis. Dis Col Rect 44: 1446-1455

Ishitsuka T, Kashiwagi H, Konishi F (2001) Microsatellite instability in inflamed and neoplastic epithelium in ulcerative colitis. J Clin Pathol 54: 526-532

Itzkowitz SH, Young E, Dubois D, Harpaz N, Bodian C, Chen A, Sachar DB (1996) Sialosyl-Tn antigen is prevalent and precedes dysplasia in ulcerative colitis. Gastroenterology 110: 694-704

Keller R, Brandt B, Terpe HJ et al. (1999) Density gradient centrifugation of colonic fluid after segmental lavage. Am J Gastroenterol 94: 404-409

Keller R, Brandt B, Terpe HJ, Winde G, Foerster E, Domschke W (1999) Density gradient centrifugation of colonic fluid after segmental lavage. Am J Gastroenterol 94: 404-409

Korelitz BI, Felder JB (1995) Gastrointestinal complications of ulcerative colitis and Crohns disease. In: Hanauer SB, Kirsner JB (ed) Inflammatory bowel disease. Raven Press

Lennard-Jones JE, Melville DM, Morson BC (1990) Precancer and cancer in extensive ulceratice colitis. Gut 31: 800

Messmann H (1995) Endoscopic and microscopic fluorescence studies in patients with ulcerative colitis after 5-ALA photosensitation. Gastroenterology 108: A506

Noffinger AE, Belli JM, Miller MA, Fewnoglio-Preiser CM (2001) A unique basal pattern of p53 expression in ulcerative colitis is associated with mutation in the p53 gene. Histopathology 39: 482-492

Ortner M, Ebert B, Zumbusch K (1997) Endoscopic detection of dysplasie in ulcerative colitis using delayed laser-induced fluorescence spectroscopy. Endoscopy 29: E35

Rabinovitch PS, Dziadon S, Brentnall T, Emond M, Crispin D, Haggitt R, Bronner M (1999) Cancer Research 59: 5148-5153

Rubin PH, Friedmann S, Harpaz N, Goldstein E, Weiser J, Schiller J, Waye JD, Present DH (1999) Colonoscopic polypectomy in chronic colitis: Conservative management after endoscopic resction of dysplastic polyps. Gastroenterology 117: 1295-1300

Shinozaki M, Watanabe T, Kubota Y, Sawada T, Nagawa H (2000) High proliferative activity is associated with dysplasia in ulcerative colitis. Dis Col Rect 43: 34-39

Suleiman S, Rex D, Sonnenberg A (2002) Chemoprevention of colorectal cancer by Aspirin. Gastroenterology 122: 78-84

KAPITEL 7

Chemoprävention des kolitisassoziierten kolorektalen Karzinoms mit Mesalazin

C. GASCHÉ

Das kolorektale Karzinom (CRC) tritt als Komplikation bei Patienten mit langjähriger und ausgedehnter Colitis ulcerosa auf. Tumore als Folge von chronischer Entzündung sind im Gastrointestinaltrakt nichts Außergewöhnliches. Auch in Ösophagus, Magen, Pankreas, Gallengang und Dünndarm kommt es infolge von Refluxösophagitis, Gastritis, chronischer Pankreatitis, primär sklerosierender Cholangitis oder chronischer Dünndarmentzündung (unbehandelte Zöliakie oder Morbus Crohn) zur Tumorentstehung. Phänotypisch unterscheiden sich die Tumore bei Colitis ulcerosa vom sporadischen CRC: Die betroffenen Personen sind in der Regel jünger (unter 50 Jahren), die Lokalisation ist häufig auch rechtsseitig (ca. 30%) und die Tumore entstehen multifokal.

„Mutator Phenotype"

In den letzten zehn Jahren haben wir gelernt, dass nicht nur die Phänotypen des CRC unterschiedlich sind. Insbesondere wurden große Fortschritte auf dem Gebiet der molekularen Tumorentstehung gemacht. Mittlerweile können wir anhand der genetischen Mechanismen, die zum CRC führen, mindestens zwei Erkrankungsformen (wahrscheinlich sind es aber weit mehr) unterscheiden: Tumore die auf Basis von Chromosomeninstabilität (CIN) oder Mikrosatelliteninstabilität (MIN) entstehen. Beide Formen haben eines gemeinsam: Durch bisher nur teilweise geklärte Mechanismen geht die Kontrolle über die Integrität der zellulären DNA verloren und es entstehen Situationen, in denen sich DNA-Mutationen anhäufen und nicht repariert werden. Dieser Zustand wurde noch vor Kenntnis der molekularen Mechanismen als „mutator phenotype" bezeichnet und hat sich in späterer Folge durch die Mechanismen der MIN bestätigt (Loeb 1991).

Bei CIN kommt es zum Verlust oder Dazugewinn ganzer Chromosomen oder großer chromosomaler Abschnitte, die schließlich zur Tumoraneuploidie führen. Typischerweise geht eines von zwei elterlichen Allelen verloren, auf dem ein Tumorsuppressorgen sitzt, wie z. B. p53 („loss of heterozygozyty", LOH). Das zweite Allel weist eine „Loss-of-function-Mutation" auf. Die Ursache von CIN ist noch unbekannt. Bei MIN kommt es zu einer Anhäufung von „Frameshift-Mutationen" innerhalb repetitiver DNA-Sequenzen, sog. Mikrosatelliten (z. B. CA_{13} oder A_{24}, G_{10} etc.), wobei meist eines oder zwei Nukleotide innerhalb dieser Mikrosatelliten verloren gehen (z. B. G_{10} nach G_9). Die meisten dieser Mikrosatelliten liegen außerhalb von kodierenden DNA-Sequenzen. Mutationen in diesen Abschnitten sind von geringer Bedeutung. Sollten aber kodierende DNA-Abschnitte betroffen sein, führen diese Mutationen zur Verschiebung des Leserahmens während der Translation und es kommt zu einer kompletten Veränderung der Aminosäuresequenz sowie zu Proteinverkürzungen, die mit einem Verlust der Proteinfunktion einhergehen. MIN-Tumore sind typischerweise diploid. Phänotypisch treten sie vermehrt im rechtsseitigen Kolon auf, entstehen aus flacher Schleimhaut (nichtpolypös), sind niedrig differenziert, weisen ein Enzündungszellinfiltrat auf und sind häufig muzinös. Die Ursache von MIN ist der komplette oder inkomplette Verlust an zellulärer Mismatch-Repair- (MMR-)Funktion. Das MMR-System ist ein Proteinkomplex (hMutS und hMutL, Abb. 7.1), der die Fehler

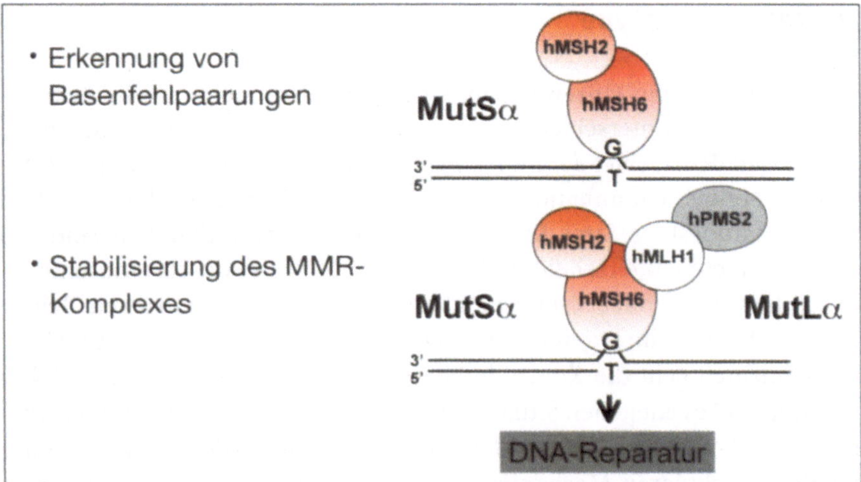

Abb. 7.1. Schematische Darstellung des Mismatch-Repair-(MMR). Mechanismus der Zelle

der DNA-Polymerase, die während der Replikation auftreten, noch vor der Zellteilung korrigiert und so die Integrität der DNA schützt. Angeborene Mutationen in hMutS und hMutL sind die Ursache für HNPCC (i.e. „hereditary non-polyposis colorectal cancer"; Lynch-Syndrom). CIN und MIN sind also zwei grundlegend unterschiedliche Mechanismen, die auch zu phänotypisch unterschiedlichen Kolontumoren führen.

Mesalazin und Tumorentstehung

Das kolitisassoziierte Karzinom trägt molekulare und phänotypische Merkmale von CIN und MIN (Brentnall et al. 1994, 1996). Die Inzidenz dieser Tumore ist in den letzten Jahrzehnten zurückgegangen (Langholz et al. 1992). Teilweise ist das auf die Einführung der prophylaktischen Kolektomie zurückzuführen, teilweise scheint es aber auch mit der breiten Anwendung von Mesalazin einherzugehen. Die Mechanismen von Mesalazin in der Tumorprävention sind vielfältig und bisher nur wenig beachtet worden. Allein der antientzündliche Effekt kann tumorprotektiv sein. Obwohl Steroide auch antientzündlich wirken, konnte aber ein tumorprotektiver Effekt bei Prednisolon und seinen Verwandten nicht nachgewiesen werden. Der chemopräventive Effekt von Mesalazin scheint also spezifischer als „rein antientzündlich" zu sein. Proapoptotische und antioxidative Wirkungen von Mesalazin sind in diesem Zusammenhang angeführt worden. Auffallend ist die strukturelle Ähnlichkeit von Mesalazin (5-Aminosalizylsäure) und Aspirin (Aztelysalizylsäure, Abb. 7.2), wobei Aspirin die beste, in vielen Studien nachgewiesene, chemopräventive Wirkung beim sporadischen CRC hat.

Während meines Sabbaticals an der University of California at San Diego (UCSD) etablierte ich ein Modell, in dem Mirkosatellitenmutatio-

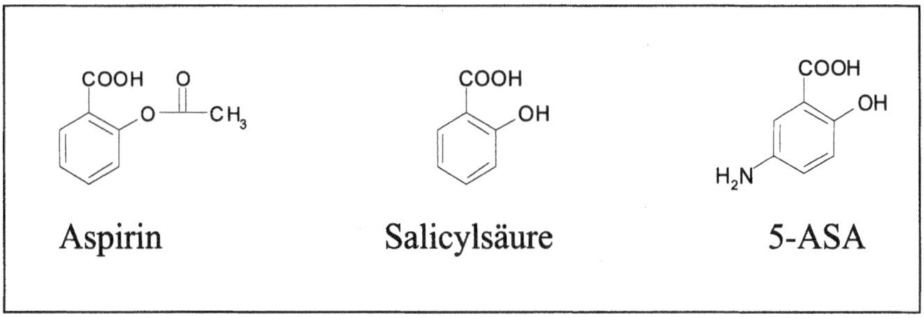

Abb. 7.2. Strukturelle Ähnlichkeiten zwischen den verschiedenen Salizylaten

nen durch oxidativen Stress induziert und mittels Durchflusszytometrie quantifiziert werden können (Gasche et al. 2001a). Es wurde ein Plasmid konstruiert und in HCT116-Zellen transfiziert (MMR-defiziente CRC-Zelllinie), indem ein CA_{13}-Mikrosatellit den Leserahmen des nachfolgenden EGFP-Gens (grün fluoreszierendes Protein) unterbrach. Zellen, bei denen es zu einer Mutation im Mikrosatelliten kam ($CA_{13} \rightarrow CA_{12}$), konnten EGFP korrekt exprimieren und leuchteten grün. Nach stabiler Transfektion wurden diese Zellen über 10 Tage mit Aspirin und Mesalazin (0-5,0 mmol) behandelt und die Mutationsrate bestimmt (Gasche et al. 2001b). Unter diesen Wachstumsbedingungen konnte ein dosisabhängiger Effekt von Mesalazin, aber nicht von Aspirin, auf die spontane Mutationsrate im CA_{13}-Mikrosatelliten nachgewiesen werden. Diese Ergebnisse weisen auf eine bisher nicht bekannte chemopräventive Aktivität von Mesalazin direkt auf der Ebene der Mutationsentstehung hin.

Die Identifikation molekularer Pathomechanismen bei der Entstehung von CRC erlaubt es, in geeigneten Modellen die chemopräventive Wirksamkeit von neuen Substanzen zu testen. Ob diese In-vitro-Effekte auch eine Rolle in vivo haben werden, muss jeweils durch klinische Studien bestätigt werden. Zum jetzigen Zeitpunkt ist Mesalazin die wirkungsvollste Substanz zur Chemoprävention vom kolitisassoziierten CRC, und es liegen zu dieser Substanz sowohl mechanistische Daten als auch klinisch relevante Effekte vor. Wir können in Analogie annehmen, dass Mesalazin auch in der Prävention von Morbus-Crohn-assoziierten CRC wirksam ist. Eine Mesalazin-Langzeittherapie ist insbesondere im Hinblick auf die erhöhte CRC-Inzidenz bei speziellen Subgruppen von chronisch entzündlichen Darmerkrankungen (lange Krankheitsdauer, weite Krankheitsausdehnung, Komorbidität mit primär sklerosierender Cholangitis, positive CRC Familienanamnese) gerechtfertigt.

Literatur

Brentnall TA, Crispin DA, Bronner MP, Cherian SP, Hueffed M, Rabinovitch PS et al. (1996) Microsatellite instability in nonneoplastic mucosa from patients with chronic ulcerative colitis. Cancer Res 56(6): 1237-1240

Brentnall TA, Crispin DA, Rabinovitch PS, Haggitt RC, Rubin CE, Stevens AC et al. (1994) Mutations in the p53 gene: an early marker of neoplastic progression in ulcerative colitis. Gastroenterology 107(2): 369-378

Gasche C, Chang CL, Rhees J, Goel A, Boland CR (2001) Oxidative stress increases frameshift mutations in human colorectal cancer cells. Cancer Res 61(20): 7444-7448

Gasche C, Goel A, Boland CR (2001) 5-aminosalicylic acid (5-ASA) but not acetylsalicylic acid (aspirin) reduces the spontaneous mutation rate at a (CA)13 microsatellite (MS). Gastroenterology 120: 651

Langholz E, Munkholm P, Davidsen M, Binder V (1992) Colorectal cancer risk and mortality in patients with ulcerative colitis. Gastroenterology 103(5): 1444-1451

Loeb LA (1991) Mutator phenotype may be required for multistage carcinogenesis. Cancer Res 51(12): 3075-3079

KAPITEL 8

Folsäure und Ursodesoxycholsäure

F. KULLMANN

Folate

In der Vergangenheit wurde die Rolle des B-Vitamins Folsäure im Wesentlichen in der Prävention der megaloblastischen Anämie gesehen. Aktuell wird den Folaten deutlich größere Aufmerksamkeit geschenkt, da gezeigt werden konnte, dass sie in der Lage sind, fetale Malformationen, wie z. B. Spina bifida, zu verhindern und womöglich in der Risikoreduktion von kardiovaskulären Erkrankungen, die durch eine Homozysteinämie vermittelt wird, von Bedeutung zu sein. Inzwischen liegen vermehrte Evidenzen vor, dass Folate auch eine signifikante Rolle in der Pathogenese von Neoplasien unterschiedlichster Organe, hier insbesondere des Kolorektums, eine Rolle spielen.

In der Zelle sind Folate und Cobalamin mit zwei wesentlichen Prozessen assoziiert: die DNA-Synthese von Purinen und Pyrimidinen und die Aufrechterhaltung und Kontrolle von Methylierungsprozessen.

Rolle von Folaten im zellulären Metabolismus

Folate liegen in unserer Ernährung als Polyglutamate vor. Der Hauptlieferant für Folate sind hier grünes Gemüse und Leber. Während des Kochvorgangs, der intestinalen Verdauung und der Absorption werden diese Folatpolyglutamate durch Konjugaseenzyme, die beispielsweise an der Zelloberfläche von Enterozyten vorhanden sind, zu Monoglutamaten metabolisiert. Diese Monoglutamate werden dann entlang der Enterozyten in den Blutstrom als eine methylierte Form der Folate (5-Methyl-Tetrahydrofolat) transportiert und dann an eine Reihe verschiedener folatbindender Proteine gebunden. Der Folatspiegel im Plasma ist deutlich niedriger als in roten Blutzellen, in denen Folate während der Erythropoese inkorporiert werden. Folatkonzentrationen geringer als 6,8 nmol/l im Serum und weniger als 317 nmol/l in roten Blutzellen weisen auf einen Folatmangel hin. Die renale Exkretion von Folaten und ihren Metaboliten ist aufgrund der effektiven Reabsorption limitiert.

Folate werden in der Form der Tetrahydrofolate als Koenzyme für die Übertragung von 1-Kohlenstoffresten (Methylgruppe [-CH3], Formylgruppe [-CHO], Methenylgruppe [-CH] oder Methylengruppe [-CH2]) im menschlichen Organismus benötigt. Träger der 1-Kohlenstoffgruppen sind die N-Atome in Position 5 bzw. 10 des Pteroylrestes. Diese werden für die Nukleotidbiosynthese (Purine, Thymidin), Generation von Formaten und auch für den Aminosäurenmetabolismus gebraucht (Abb. 8.1). Die Synthese von Methionin aus Homozystein erfordert die 5-Methyltetrahydrofolsäure und Vitamin B_{12} als enzymatische Kofaktoren. Methionin wird für die Synthese von S-Adenosylmethionin (SAM), das äußerst wichtig für intrazelluläre Methylierungsreaktionen wie z. B. die DNA-Methylierung ist, benötigt. Konsequenterweise sind Folate für eine suffiziente und sichere Synthese sowie indirekt für die Methylierung von DNA essentiell. Hieraus ergibt sich die logische Konsequenz, dass Folate in der Vergangenheit mit der Karzinogenese in Verbindung gebracht wurden.

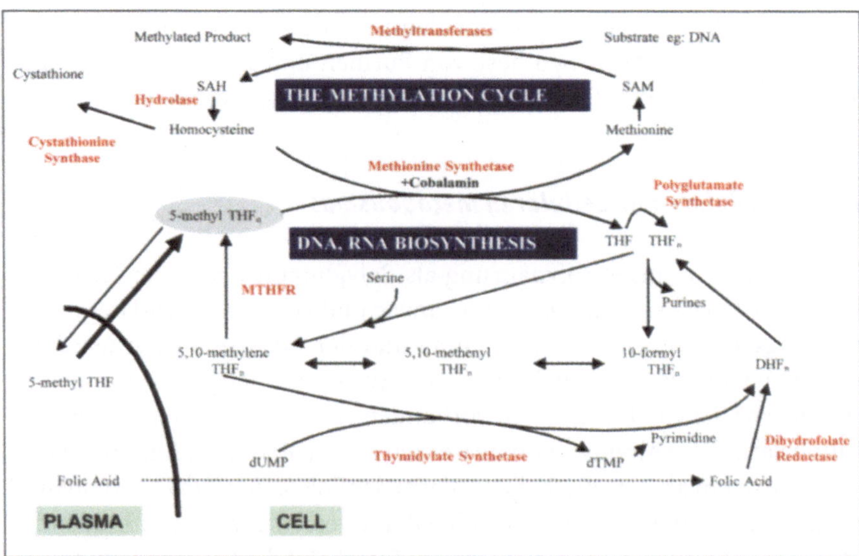

Abb. 8.1. Zellulärer Folsäuremetabolismus

Mögliche Mechanismen für folatassoziierte karzinogenetische Effekte

Unterschiedlichste Hypothesen wurden entweder allein oder in Kombination herangezogen, um die Rolle des Folatmangels in der Karzinogenese zu erklären. Da Folate in der DNA-Methylierung durch die Generierung von SAM involviert sind, haben sich in der Vergangenheit Forschungsaktivitäten insbesondere mit diesem Aspekt beschäftigt. Die DNA-Methylierung wurde als einer der wesentlichen molekularen Mechanismen, sowohl für die Genexpression, die Stabilität der DNA, aber auch die Sensitivität für Mutationen, verantwortlich gemacht (Blount et al. 1997; Kim et al. 1997, 2000). Veränderungen des DNA-Methylierungsmusters werden regelhaft in Tumorzellen beobachtet. Eine globale DNA-Hypomethylierung, aber auch eine lokusspezifische Hypo- oder Hypermethylierung innerhalb eines Gens, sind biochemische Ereignisse, die bereits früh in der Karzinogenese beim Menschen beobachtet werden können (Baylin et al. 1991; Goelz et al. 1985; Jones 1996; Laird u. Jaenisch 1994). Es wurden in der Vergangenheit Beziehungen zwischen dem globalen Methylierungsstatus und dem prämalignen Stadium von verschiedenen Tumorlokalisationen wie Leber (Shen et al. 1998), Magen (Cravo et al. 1996), Ovarien (Cheng et al. 1997) und Uterus, aber auch Zervix (Fowler et al. 1998; Kim et al. 1994) beschrieben.

In Nagetiermodellen waren die Ergebnisse des Folatmangels auf die globale DNA-Hypomethylierung uneinheitlich (Dizik et al. 1991; Kim et al. 1995). Eine Zunahme der Genexpression von Protoonkogenen wie c-fos, c-HA-ras und c-myc wurden als begleitende Effekte der DNA-Hypomethylierung beobachtet (Wainfan et al. 1989). Eine ortsspezifische Hypomethylierung innerhalb des p53-Suppressorgens wurde bei Ratten mit schwerem Folatmangel gezeigt (Kim et al. 1997). Einige Studien am Menschen beobachteten eine Hypomethylierung von humaner Lymphozyten-DNA bei Personen, die eine Ernährung mit niedrigem Folatgehalt zu sich nahmen (Jacob et al. 1998; Rampersaud et al. 2000).

Als alternative Mechanismen für die Beteiligung der Folate in der Karzinogenese kommt eine geringere Verfügbarkeit der 5,10-Methylentetrahydrofolsäure für die Methylierung der Uracil-Reste der Deoxyuridinmonophosphate (dUMP) zu Deoxythymidinmonophosphaten (dTMP) in Frage. Aufgrund des Folatmangels kommt es zu einer Abnahme der Synthese von Thymidin und einem gleichzeitigen Anstieg des Deoxyuracil-Pools. Das sich daraus ergebende Nukleotidmissverhältnis kann zu einer *Misinkorporation* von Uracil anstelle von Thymin in die DNA führen, da die DNA-Polymerase sowohl dTMP als auch dUMP einbauen kann. Die Zelle ist in der Lage, durch ein Reparatursystem, das seinerseits aber wiederum von einem ausgeglichenem Nukleotidverhältnis abhängt, zu entfernen. Eine nichtreparierte DNA führt zu einer abnormen Replikation und möglicherweise einer höheren Wahrscheinlichkeit für Strangbrüche im Bereich der nichtreparierten DNA (Blount et al. 1997).

Epidemiologische Studien

Die ersten Hinweise für eine mögliche Beziehung zwischen Folatmangel und kolorektalen Karzinomen wurde bei Patienten mit Colitis ulcerosa (CU) im Jahre 1989 beschrieben (Lashner et al. 1989). Patienten mit CU haben bekanntermaßen ein gesteigertes Risiko für die Entwicklung von kolorektalen Dysplasien und auch Karzinomen (Pohl et al. 2000). Darüber hinaus zeigen diese Patienten oft einen erniedrigten und insuffizienten Folatstatus, was zum einen durch eine inadäquate Nahrungsaufnahme, einen durch vermehrte Entzündung des Darmes induzierten intestinalen Verlust, aber auch durch Medikamente wie Sulfasalazin, das ein kompetitiver Inhibitor der Folatabsorption und Metabolisierung ist, induziert wird. In einer Fallkontrollstudie bei Patienten mit chronischer CU beobachteten Lashner und Mitarbeiter, dass eine Folsäuresupplementierung mit einer nichtsignifikanten 62%igen Reduktion für das Risiko einer Kolondysplasie bzw. Neoplasie assoziiert ist. Diese Beobachtungen wurden durch eine Folgestudie unterstützt, in der gezeigt wurde, dass die Folatkonzentration in roten Blutzellen bei CU-Patienten oder Karzinom im Vergleich zu nicht betroffenen Patienten reduziert ist (1028 nmol/l vs. 1178 nmol/l; Lashner 1993). Es ist jedoch zu bemerken, dass die Folatkonzentrationen beider Gruppen (Kontrolle und supplementierte Patienten) noch in dem Bereich, der als normal angesehen werden kann, lagen. Die Serumfolatspiegel, die Aufnahme von Folaten mit der Nahrung sowie die Anzahl der Patienten, die eine additive Zufuhr mit Folsäure erhielten, unterschieden sich nicht zwischen den beiden Gruppen. In einer vor fünf Jahren von der gleichen Gruppe publizierten Arbeit berichteten die Autoren, dass bei Patienten mit CU, die eine Nahrungsergänzung mit Folaten länger als sechs Monate erhielten, die Entstehung von kolorektalen Neoplasien um 28% reduziert wurde (RR 0,72, p nicht signifikant) (Lashner et al. 1997).

Verschiedene Studien untersuchten die Beziehung zwischen der Folataufnahme mit der Nahrung und dem Risiko für die Entstehung von kolorektalen Adenomen. Eine Fallkontrollstudie bei Patienten mit Adenomen identifizierte die Nahrungsaufnahme von Folaten als einen protektiven Faktor neben Ballaststoffen, Magnesium, Zink, Vitamin C und Vitamin B6 (Benito et al. 1993). Paspatis und Mitarbeiter (1995) berichteten über signifikant reduzierte Folatkonzentrationen in roten Blutzellen (RBC) bei Patienten mit Adenomen im Vergleich zu Patienten ohne Adenome (1214 nmol/l vs. 1683 nmol/l, $p < 0,01$). Diese Daten ließen vermuten, dass eine Abnahme der RBC-Folatkonzentration möglicherweise mit der Entwicklung von kolorektalen Adenomen assoziiert ist. Die Daten von zwei großen prospektiven Kohortenstudien (n=25.474) der Nurses' Health Study und der Health Professionals Follow-up Study stützen die Hypothese, dass der Folatstatus invers mit dem Risiko für kolorektale Adenome assoziiert ist (Giovannucci et al. 1993). Die Folataufnahme (Ernährung und zusätzliche Zufuhr) wurde in den Studien durch semiquantitative Nahrungsfragebögen erfasst. Nach Abgleichen mit allen möglichen zusätzlichen Variablen, lag die Risikoreduktion für alle Adenome bei 35% (RR = 0,66, 95% CI = 0,46-0,95 bei Frauen; RR = 0,63, 95% CI = 0,41-0,89 bei Männern) bei Vergleich des höchsten Fünftels der Folataufnahme (Median 711 mcg/d bei Frauen, 847 mcg/d bei Männern) mit dem niedrigsten Fünftel (Median: 166 mcg/d bei Frauen, 241 mcg/d bei Männern). Die Aufnahme lediglich mit der Ernährung führte nur zu einer schwachen und nichtsignifikanten inversen Beziehung mit dem Risiko der Adenomentstehung. Alkohol führte zu einem Anstieg des Risikos (30 g/d vs. Abstinenz, RR = 1,64, 95% CI = 0,92-2,93 bei Männern, RR = 1,84, 95% CI = 1,19-2,86 bei Frauen). Personen mit dem niedrigsten Methioningehalt in der Ernährung hatten ebenso ein deutlich gestiegenes Risiko für die Adenomentstehung (1 cm [RR = 0,62], 95% CI = 0,46-0,85, bei beiden Geschlechtern).

Auch für Karzinome des Kolorektums wurde die mögliche Beziehung zur Aufnahme von Folaten mit der Nahrung in einer Fallkontrollstudie untersucht (Freudenheim et al. 1991; Giovannucci et al. 1993). Hierbei fand sich eine inverse Beziehung zwischen der Aufnahme von Folaten und dem Risiko für ein Rektumkarzinom. In zwei weiteren Fallkontrollstudien bei Patienten mit kolorektalem Karzinom bzw. Kolonkarzinom wurde der Trend eines protektiven Effekts von Folaten auf das Risiko eines kolorektalen Karzinoms bestätigt (Benito et al. 1991; Ferraroni et al. 1994). Von anderen Autoren konnte diese Beobachtung jedoch nicht bestätigt werden (Meyer u. White 1993). Inzwischen sind 20 epidemiologische Studien zu diesem Thema erschienen. Die Mehrzahl der Arbeiten zeigt einen protektiven Effekt. In der Nurses' Health Study wurde an mehr als 88.000 Teilnehmerinnen die Beziehung zwischen Folataufnahme und Kolonkarzinom überprüft (Giovannucci et al. 1998). Während einem 14-jährigen Follow-up wurden 442 Fälle von Kolonkarzinomen und 143 Rektumkarzinome identifiziert. Nach Abgleich mit weiteren möglichen Risikofaktoren, wie beispielsweise Rauchen, Alkohol etc., fand sich bei Patientinnen, die mehr als 400 µg Folat/Tag zu sich nahmen, ein annähernd 30% niedrigeres Risiko für ein Kolonkarzinom (RR = 0,69; 95% CI 0,52-0,93). Besonders ausgeprägt war der protektive Effekt bei Aufnahme von 400 µg oder mehr Folsäure/Tag über einen Zeitraum von mehr als 15 Jahren. In dieser Gruppe wurde eine 75%ige Risikoreduktion beobachtet (RR = 0,25, 95% CI 0,13-0,51).

Beziehung zwischen Folatspiegel und kolorektaler Neoplasie

Die Beziehung zwischen der Folatkonzentration im Serum, in roten Blutzellen oder im Kolonepithel und dem Risiko, eine kolorektale Neoplasie zu entwickeln, ist nicht ausreichend bekannt. Mehrere Studien ergaben kontroverse Ergebnisse. Vier Studien fanden keine Beziehung zwischen der Folatkonzentration im Serum und dem Risiko, eine kolorektale Neoplasie zu entwickeln (Glynn et al. 1996; Meenan et al. 1996; Paspatis et al. 1995). Eine dieser Arbeiten zeigte jedoch eine signifikant niedrigere Folatkonzentration in roten Blutzellen von Patienten mit kolorektalen Neoplasien als bei Normalpersonen (Paspatis et al. 1995). Eine weitere Fallkontrollstudie aus den USA fand ebenfalls eine solch inverse Beziehung (Bird et al. 1995). Studien, die die Beziehung zwischen der Folatkonzentration in der Kolonschleimhaut und dem Risiko für ein kolorektales Karzinom (KRK) untersuchten, ergaben ebenfalls divergente Ergebnisse. Kim und Mitarbeiter (1998) beschrieben, dass die Folatspiegel in normaler Kolonschleimhaut in der Nähe von Kolonadenomen signifikant niedriger ist als in normaler Kolonschleimhaut in der Nähe von hyperplastischen Polypen. In der gleichen Arbeit zeigte die Gruppe, dass die Folatspiegel in der Kolonschleimhaut signifikant mit den Folatkonzentrationen im Serum und den roten Blutzellen korreliert waren. Dies wurde in einer von der gleichen Arbeitsgruppe unlängst publizierten Arbeit bestätigt (Kim et al. 2001). Im Gegensatz dazu fanden Meenan und Mitarbeiter (1997) keinen Hinweis auf ein Folatdefizit in normaler Kolonschleimhaut in der Nähe von Kolonadenomen oder Karzinomen, obwohl in den Adenomen und den Karzinomen selbst ein geringer Folatmangel zu beobachten war. Auch ergaben sich in dieser Arbeit keine Beziehungen zwischen den Folatkonzentrationen in Serum, roten Blutzellen und Kolonschleimhaut.

Interventionsstudien

Die aktuell vorliegenden Interventionsstudien benutzen als Endpunkte allesamt Surrogatmarker. Ursächlich hierfür ist, dass für echte prospektive randomisierte Interventionsstudien mit den Endpunkten „Inzidenz von Kolonadenomen" oder „Inzidenz von Karzinomen des Kolorektums" sehr lange Studienzeiten anzusetzen sind. Surrogatmarker, die bisher verwendet wurden, waren Proliferationsindex im Rektum (Biasco et al. 1997), DNA-Methylierungslevel in der Kolonmukosa (Cravo et al. 1994) oder die Rezidivrate von Adenomen (Paspatis et al. 1995). Die Ergebnisse dieser Arbeiten sind teilweise gegensätzlich. Eine portugiesische Arbeitsgruppe zeigte einen signifikanten Anstieg der DNA-Methylierung in Patienten mit kolorektalem Adenom/Karzinom, die für sechs Monate mit Folsäure zusätzlich behandelt wurden (Cravo et al. 1994), wohingegen die gleiche Gruppe nicht in der Lage war, diesen Effekt bei Patienten mit CU zu reproduzieren (Ryan u. Weir 2001). Andererseits führte die dreimonatige Behandlung mit Folsäure zu einer signifikanten Reduktion des Proliferationsindex im Rektum (Biasco et al. 1997). Eine griechische Studie fand keinen Einfluss auf die Rezidivrate von Kolonadenomen nach einer zweijährigen Behandlung mit Folsäure (Paspatis et al. 1995).

Zusammenfassung

Insgesamt verdichten sich die Hinweise, dass ein niedriger Folatstatus an der Entwicklung von verschiedenen malignen Neoplasien, insbesondere des Kolorektums, beteiligt ist. Die Tatsache, dass die Ergebnisse hinsichtlich der Beziehung Folatstatus/-aufnahme und Karzinomrisiko teilweise widersprüchlich sind, liegt vor allem an dem retrospektiven Design der Fallkontrollstudien. Es ist in einem retrospektiven Design nahezu unmöglich, alle Faktoren, die möglicherweise das Karzinomrisiko beeinflussen, zu erfassen.

Die Ergebnisse der prospektiven epidemiologischen Studien, hier sei insbesondere die Nurses' Health Study zu erwähnen (Giovannucci et al. 1998), zeigen einen eindrucksvollen protektiven Effekt. Eine adäquate Folsäurezufuhr (>400 µg/Tag) über länger als 15 Jahre reduzierte in dieser Studie das Risiko, ein kolorektales Karzinom zu entwickeln, um 75%. Aus den vorliegenden Daten lassen sich jedoch noch keine allgemeingültigen Empfehlungen hinsichtlich einer täglichen Folsäuresubstitution, weder für die Normalbevölkerung, noch bei Risikopatienten (z.B. Colitis ulcerosa) zur Prävention eines kolorektalen Karzinoms ableiten. Es müssen die laufenden prospektiven Interventionsstudien mit den Endzielen Adenomrezidivrate oder Dysplasierate bei Patienten mit Colitis ulcerosa abgewartet werden.

Ursodesoxycholsäure

Karzinome des Kolorektums sind eine häufige Erkrankung und eine der drei führenden Ursachen der weltweiten Tumormortalität. Die primären für das kolorektale Karzinom (KRK) verantwortlichen Karzinogene sind unbekannt. Eine Vielzahl mutagener Komponenten wurde im Stuhl identifiziert, aber keine wurde dabei häufiger im Stuhl von Patienten mit KRK im Vergleich zu gesunden Kontrollpersonen gefunden. Die Hypothese, dass fäkale Steroide möglicherweise an der Ätiologie des KRK beteiligt sein können, findet sich in Publikationen Anfang der siebziger Jahre (Hill et al. 1971; Reddy u. Wynder 1973). Die prinzipielle Hypothese basiert weitestgehend auf den epidemiologischen Daten, dass eine Ernährung mit einem hohen Anteil an tierischem Fett zu einer physiologisch gesteigerten Gallensäurenproduktion führt. Dies wiederum könnte zu einem proportional angestiegenen Verlust dieser Gallensäuren in den Dickdarm, einer Metabolisierung durch die endogene bakterielle Mikroflora sowie einem daraus resultierenden Anstieg an zytotoxischen sekundären Gallensäuren führen. Tatsächlich wurde bestätigt, dass fettreiche Ernährung die fäkale Konzentration von Gallensäuren erhöht (Cummings et al. 1978). In epidemiologischen Studien war der Genuss von tierischem Fett positiv mit der Inzidenz des KRK korreliert (Enstrom 1975; Wynder u. Shigematsu 1967). Die Aufnahme von Ballaststoffen hingegen war in älteren Untersuchungen eher negativ mit der Inzidenz des KRK assoziiert, obwohl Fallkontrollstudien auch widersprüchliche Ergebnisse lieferten (Reddy et al. 1992; Trock et al. 1990). Eine erst kürzlich publizierte Arbeit konnte keine Beziehung zwischen der Aufnahme von Ballaststoffen und der Inzidenz des KRK finden (Fuchs et al. 1999). Die hypothetische Beziehung zwischen Gallensäuren und KRK werden im Wesentlichen durch Arbeiten Mitte der siebziger Jahre gestützt (Hill et al. 1975; Reddy u. Wynder 1977). Diese beschreiben signifikant erhöhte Spiegel an fäkalen sekundären Gallensäuren bei Patienten mit KRK in England und den USA. Die Eindeutigkeit dieser Ergebnisse wurde durch darauffolgende Fallkontrollstudien in Frage gestellt (Owen 1997).

Gallensäuren: mögliche Promotoren oder Inhibitoren gastrointestinaler Karzinome?

Zytotoxizität

Da Gallensäuremoleküle amphiphil sind, sind sie in der Lage, an die Lipiddomäne von Zellmembranen zu binden. Untersuchungen zum Mechanismus der gallensäureninduzierten liposomalen Membranschäden zeigten, dass die Bindung streng mit der Hydrophobizität der jeweiligen Gallensäure korreliert (Schölmerich et al. 1984). Konjugierte Gallensäuren, die starke Säuren sind, sind bei physiologischen pH-Werten vollständig ionisiert und verbleiben an der Außenseite der Lipidmembran, es sei denn, ein Transportsystem ist anwesend. Transportsysteme für konjugierte Gallensäuren sind in Hepatozyten, Tubulusepithelzellen der Niere und in Enterozyten des Ileums vorhanden. Unkonjugierte Gallensäuren passieren passiv die Zellmembran und gelangen in die Zelle. Die Geschwindigkeit des Zelleintrittes ist unter anderem abhängig von der Zahl der Hydroxylgruppen: Dihydroxygallensäuren passieren schneller als Trihydroxygallensäuren (Cabral et al. 1987). Unter den natürlich vorkommenden Gallensäuren wirkt die Cholsäure erst dann zytotoxisch, wenn sie extrem hohe Konzentrationen erreicht. Die Ursodesoxycholsäure (UDC) ist für die meisten Zellarten über ein weites Konzentrationsspektrum nicht toxisch (Galle et al. 1990).

Gallensäuren und deren Salze werden auch deshalb als ätiologischer Faktor für die Entstehung der KRK angesehen, weil sie in der Lage sind, DNA-Schäden zu induzieren. Die Behandlung einer zirkulären Einzelstrang-DNA des Phagen M113 mit Desoxycholsäure (DS) und Chenodeoxycholsäure (CDC) für 16 Stunden resultierte in einer 1000fachen Abnahme der Transfektionseffizienz dieser DNA (Cheah u. Bernstein 1990).

In Tiermodellen wurde gezeigt, dass die Spülung des Darms mit der sekundären Gallensäure (DC) dosisabhängig zu morphologischen Veränderungen der Mukosa führt (Rafter et al. 1986). Bei niedrigen Konzentrationen der Gallensäuren veränderten sich die luminalen Epithelzellen von einer säulenartigen zu einer eher runden Zellform. Bei höheren Konzentrationen wurde die Integrität der interkryptalen Gebiete gestört, sodass die Basalmembran mit luminalem Inhalt in Kontakt kam.

Proliferationen

Die mukosalen Epithelzellen unterliegen zur Aufrechterhaltung eines präzisen Gleichgewichtes zwischen Zellproliferation, -differenzierung und programmiertem Zelltod einer komplexen Regulation. Wird dieses Gleichgewicht gestört, können Kolonepithelzellen den Mechanismen der normalen Wachstumsregulation entkommen, und die Wahrscheinlichkeit für die Entwicklung eines KRK steigt an. Es scheint gesichert, dass beim KRK sowohl genetische als auch umweltbedingte Faktoren interagieren, was letztendlich in eine maligne Transformation der Kolonepithelzellen mündet. In diesem Zusammenhang werden Gallensäuren als Tumorpromotoren angesehen, die über eine Zunahme der epithelialen Proliferation zur Entwicklung des KRK führen (Kullmann et al. 1999). Es liegt eine Vielzahl von In-vitro- und In-vivo-Studien vor, die sich mit Gallensäuren und deren Einfluss auf das Zellwachstum beschäftigen, wobei die Ergebnisse zum Teil gegenläufig sind. Einige Aspekte scheinen dabei jedoch sicher:
- Die einzelnen Gallensäuren haben unterschiedliche Effekte auf Proliferation und Zellzyklus.
- Ihre Effekte sind gewebs-, konzentrations- und pH-abhängig.
- Es bestehen erhebliche Unterschiede zwischen In-vitro- und In-vivo-Effekten.

Für sekundäre Gallensäuren wurde gezeigt, dass sie Schäden am intestinalen Epithel induzieren können, was wiederum zu einer gesteigerten Zellmigration und -proliferation führt (Kullmann et al. 1999).

Neben diversen Effekten auf das Zellwachstum bestehen Hinweise darauf, dass verschiedene Gallensäuren auch unterschiedliche Einflüsse auf den Zellzyklus von Kolonkarzinomzellen haben. UDC führte bei HT29-Zellen in Konzentrationen zwischen 50 µM und 1 mM zu einer Abnahme der Zellpopulation in der S-Phase und zu einer Zunahme der Zellfraktion in der G2/M-Phase (Koutsos et al. 1995). Dieser Effekt war konzentrations- und zeitabhängig und deutet auf eine Blockierung der Transition der Zellen in und durch die M-Phase hin. Lithocholsäure (LC) steigerte das Verhältnis der Zellen in der G0/G1-Phase und reduzierte diejenigen der

S- und G2/M-Phase, was auf ein Ruhen der Zellen oder einen Block am „Checkpoint" in die S-Phase hinweist.

Eine bemerkenswerte Tatsache ist die unterschiedliche Antwort von Gewebe auf Gallensäuren in vitro und in vivo. In In-vitro-Experimenten waren taurin- und glycinkonjugierte Cholsäure (CS) und CDC sowie unkonjugierte DC und UDC in der Lage, die Proliferation von Hepatozyten in Abwesenheit mitogener Substanzen zu stimulieren (Barone et al. 1996). In In-vivo-Untersuchungen fand sich im normalen Lebergewebe von Ratten, die eine CDC-, UDC- oder TUDC-angereicherte Diät erhielten, nach partieller Hepatektomie keine stimulierte Proliferation. Die doch sehr unterschiedlichen Effekte in der In-vitro- und In-vivo-Situation werden zusätzlich durch die Arbeit von Earnest und Mitarbeitern (1994), die nach Gabe einer UDC-angereicherten Diät einen chemopräventiven Effekt im azoxymethaninduzierten Kolonkarzinommodell der Ratte beschrieben, unterstützt. Zusätzlich war UDC in der Lage, die durch CS gesteigerte Inzidenz kolonkarzinomtragender Ratten auf das Niveau der Kontrollgruppe zu senken.

Apoptose

Während der letzten Jahre wurde zunehmend klar, dass Gallensäuren ihre zytotoxischen Effekte nicht nur durch Induktion einer Nekrose entfalten, sondern auch zu einem der fundamentalsten biologischen Prozesse, dem sog. programmierten Zelltod (Apoptose), führen (Patel et al. 1994). Eine diesbezüglich interessante Arbeit wurde 1996 in „Cancer Research" publiziert. Die Autoren zeigten, dass die In-vitro-Behandlung endoskopisch gewonnener Biopsien normaler Mukosa von Patienten mit kleinen und großen Polypen bzw. kolorektalen Karzinomen mit 1 mM DC über drei Stunden zu einem signifikanten Rückgang der Apoptoserate in Becherzellen aus den Biopsien von Patienten mit Karzinomen führte (Garewal et al. 1996). Die Autoren formulierten darüber hinaus die Hypothese der Entstehung einer Apoptoseresistenz durch Gallensäuren. Ausgehend von der bekannten Tatsache, dass die normale Kolonmukosa lebenslang mit luminalen Faktoren, wie z. B. toxischen Gallensäuren, in Kontakt kommt, entstehen in Epithelzellen DNA-Schäden, die normalerweise *von Reparaturmechanismen* korrigiert werden. Falls dies nicht der Fall ist, beschreitet die Zelle den Weg des programmierten Zelltodes. Es ist jedoch durchaus denkbar, dass einzelne Zellen gegenüber den biochemischen Vorgängen der Apoptose resistent sind und es somit zu einem selektiven Überleben dieser Zellen kommt. Einerseits steigt deren Zahl mit zunehmendem Alter sicherlich an, andererseits erleiden sie durch unveränderte Exposition gegenüber toxischen Substanzen weitere DNA-Schäden. Dies führt letztendlich zu Zellen sowohl mit hoher Mutationsrate, als auch mit akkumulierten groben DNA-Schäden, die nicht den Weg der Apoptose beschreiten können und damit ein hohes Potential für eine maligne Entartung haben.

In Experimenten an Zellkulturen können hydrophobe Gallensäuren wie CDC oder DC in physiologischen Konzentrationen, wie sie im Darm ($\approx$100 µmol/l) anzutreffen sind, Apoptose in einer Vielzahl verschiedener Kolonkarzinomzelllinien induzieren (Ryan u. Weir 2001). Typische morphologische und biochemische Zeichen der Apoptose werden bereits 1-2 Stunden nach Inkubation von HT29-Zellen mit 300 µmol/l DC registriert (Schlottmann et al. 2000). Die Inkubation von HT29-Zellen mit DC führt zu einer sehr frühen Aktivierung von Caspase-3 (CPP32), Caspase-7 und Caspase-8. Die Inhibition der Caspasen mit dem Breitspektrum-Caspasen-Inhibitor Z-VAD-fmk kurz vor der Behandlung der HT29-Zellen mit 300 µM DC inhibierte die apoptotische Antwort der Zellen komplett (Schlottmann et al. 2000). Äußerst bemerkenswert ist die Tatsache, dass 1000 µmol/l DC nach 1-2 Stunden Inkubation keine Apoptose induzieren kann.

Wie aus Studien zu chronischen Lebererkrankungen bekannt, gehört die UDC zu den zytoprotektiven Gallensäuren. Die parallele Gabe von UDC oder ihrer Taurin- bzw. Glycinkonjugate mit hydrophoben Gallensäuren resultierte in einer deutlichen Abnahme der durch die hydrophoben Gallensäuren induzierten Zytotoxizität in Hepatozyten, aber auch anderen Zelllinien. UDC ist in der Lage, direkt die durch GCDC-induzierte Veränderung der mitochondrialen Membranpermeabilität zu verhindern und dadurch die Zellen vor dem programmierten Zelltod zu bewahren (Botla et al. 1995). Es konnte zudem durch UDC die CD95-, TGF-β1- und ethanolinduzierte Apoptose in Hepatozyten verhindert werden, was eine grundsätzliche Bedeutung des UDC-Effekts auf den Apoptose-Pathway nahelegt (Rodrigues et al. 1998). Interessanterweise konnte keine Inhibition der durch DC induzierten Apoptose in HT29-und CaCo2-Zellen durch Co-Inkubation mit einer äquimolaren Konzentration UDC gefunden werden (Schlottmann et al. 2000). Es ist bisher unklar, ob dies durch eine limitierte Aufnahme von UDC durch die Kolonkarzinomzellen hervorgerufen wird oder ob zusätzliche zytosolische proapoptotische Signale den UDC-Effekt antagonisieren.

Chemoprävention durch Ursodesoxycholsäure

Patienten mit einer Colitis ulcerosa haben ein erhöhtes Risiko für die Entwicklung von kolorektalen Dysplasien oder Karzinomen. Karzinome finden sich in bis zu 13% innerhalb einer 20-jährigen Laufzeit (Schlottmann et al. 2000). Besteht neben der Coilitis ulcerosa noch zusätzlich eine primär sklerosierende Cholangitis (PSC), steigt das Risiko für kolorektale Dysplasien oder Karzinome nach einer Laufzeit der Colitis von 25 Jahren auf 50% (Brentnall et al. 1996; Broome et al. 1995; Shetty et al. 1999). Nachdem UDC einen chemopräventiven Effekt in tierexperimentellen Arbeiten hatte, schienen gerade die Colitispatienten mit PSC ideal, um einen möglichen protektiven Effekt hinsichtlich der Entwicklung kolorektaler Neoplasien zu überprüfen. Tung und Mitarbeiter (2001) präsentierten im letzten Jahr in diesem Kontext Daten von 59 Colitis ulcerosa-Patienten mit PSC, die zeigten, dass eine Therapie mit UDC zu einer signifikanten Reduktion der Dysplasieinzidenz führte (Abb. 8.2). Die Studie hat jedoch einige Schwächen, die die Daten durchaus in einem neuen Licht erscheinen lassen. Zum einen handelt es sich um eine kleine Kohorte, die über einen nicht genau definierten Zeitraum innerhalb eines einzelnen Zentrums verfolgt wurden. Die Rate der Dysplasien und Karzinome bei den Patienten, die nicht mit UDC behandelt wurden, war auffallend hoch (72% nach im Mittel 21 Jahren) im Vergleich zu Dysplasie- und Karzinomraten, die in der

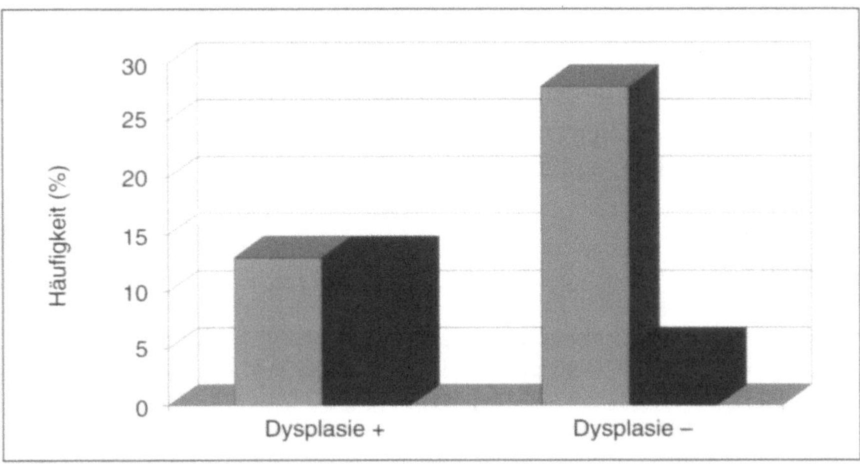

Abb. 8.2. Einfluss einer regelmäßigen UDC-Einnahme (10mg/kg KG/Tag) auf die Dysplasiehäufigkeit bei Patienten mit PSC (+ Einnahme, – keine Einnahme)

Vergangenheit publiziert wurden (20-50% nach 20-25 Jahren Dauer der Colitis). Zusätzlich ist zu bemerken, dass die UDC-behandelten Patienten zum Zeitpunkt der Erstdiagnose ihrer Colitis ulcerosa signifikant älter waren und eine deutlich kürzere Krankheitsdauer hatten. Beide Faktoren gehen bekanntermaßen mit einem reduzierten Risiko hinsichtlich der Entwicklung kolorektaler Neoplasien einher. Auch liegen keine Informationen über Ausdehnung und Ausmaß der Entzündung bzw. der Schwere des Krankheitsverlaufs vor. Die Möglichkeit weiterer möglicherweise chemopräventiver Substanzen, wie beispielsweise Folate, werden in der Arbeit in keinster Weise diskutiert. So ist es letztendlich nicht verwunderlich, dass Lashner und Mitarbeiter (Wolf et al. 2001) im gleichen Jahr auf der Digestive Disease Week ihre Daten zu diesem Themenkomplex vorstellen und die Beobachtung von Tung und Kollegen an immerhin 120 Patienten nicht bestätigen konnten.

Zusammenfassung

UDC konnte in tierexperimentellen Arbeiten einen beeindruckenden Effekt als chemopräventive Substanz erzielen. Beim Menschen liegen bisher nur zwei relevante Studien vor, die überprüften, ob UDC die Inzidenz kolorektaler Neoplasien reduzieren kann. Beides sind retrospektive Untersuchungen bei Colitis ulcerosa-Patienten mit PSC, wovon eine einen positiven Effekt zeigte, der sich in der zweiten Arbeit nicht bestätigen ließ. Somit kann UDC zum gegenwärtigen Zeitpunkt bei Risikopatienten wie Patienten mit Colitis ulcerosa als chemopräventive Substanz hinsichtlich der Entwicklung eines KRK nicht empfohlen werden. Es bleiben die Ergebnisse zweier großer Studien in den USA abzuwarten, die den Einfluss von UDC auf die Adenomrezidivrate überprüfen.

Literatur

Barone M, Francavilla A, Polimeno L, Ierard E, Romanelli D, Berloco P et al. (1996) Modulation of rat hepatocyte proliferation by bile salts: in vitro and in vivo studies. Hepatology 23: 1159-1166

Baylin SB, Makos M, Wu JJ, Yen RW, de Bustros A, Vertino P et al. (1991) Abnormal patterns of DNA methylation in human neoplasia: potential consequences for tumor progression. Cancer Cells 3(10): 383-390

Benito E, Stiggelbout A, Bosch FX, Obrador A, Kaldor J, Mulet M et al. (1991) Nutritional factors in colorectal cancer risk: a case-control study in Majorca. Int J Cancer 49(2): 161-167

Benito E, Cabeza E, Moreno V, Obrador A, Bosch FX (1993) Diet and colorectal adenomas: a case-control study in Majorca. Int J Cancer 55(2): 213-219

Biasco G, Zannoni U, Paganelli GM, Santucci R, Gionchetti P, Rivolta G et al. (1997) Folic acid supplementation and cell kinetics of rectal mucosa in patients with ulcerative colitis. Cancer Epidemiol Biomarkers Prev 6(6): 469-471

Bird CL, Swendseid ME, Witte JS, Shikany JM, Hunt IF, Frankl HD et al. (1995) Red cell and plasma folate, folate consumption, and the risk of colorectal adenomatous polyps. Cancer Epidemiol Biomarkers Prev 4(7): 709-714

Blount BC, Mack MM, Wehr CM, MacGregor JT, Hiatt RA, Wang G et al. (1997) Folate deficiency causes uracil misincorporation into human DNA and chromosome breakage: implications for cancer and neuronal damage. Proc Natl Acad Sci USA 94(7): 3290-3295

Botla R, Spivey JR, Aguilar H, Bronk SF, Gores GJ. (1995) Ursodeoxycholate (UDCA) inhibits the mitochondrial membrane permeability transition induced by glycochenodeoxycholate: a mechanism of UDCA cytoprotection. J Pharmacol Exp Ther 272 (2): 930-938

Brentnall TA, Haggitt RC, Rabinovitch PS, Kimmey MB, Bronner MP, Levine DS et al. (1996) Risk and natural history of colonic neoplasia in patients with primary sclerosing cholangitis and ulcerative colitis. Gastroenterology 110(2): 331-338

Broome U, Lofberg R, Veress B, Eriksson LS (1995) Primary sclerosing cholangitis and ulcerative colitis: evidence for increased neoplastic potential. Hepatology 22(5): 1404-1408

Cabral DJ, Small DM, Lilly HS, Hamilton JA (1987) Transbilayer movement of bile acids in model membranes. Biochemistry 26(7): 1801-1804

Cheah PY, Bernstein H (1990) Modification of DNA by bile acids: a possible factor in the etiology of colon cancer. Cancer Lett 49: 207-210

Cheng P, Schmutte C, Cofer KF, Felix JC, Yu MC, Dubeau L (1997) Alterations in DNA methylation are early, but not initial, events in ovarian tumorigenesis. Br J Cancer 75(3): 396-402

Cravo M, Fidalgo P, Pereira AD, Gouveia-Oliveira A, Chaves P, Selhub J et al. (1994) DNA methylation as an intermediate biomarker in colorectal cancer: modulation by folic acid supplementation. Eur J Cancer Prev 3(6): 473-479

Cravo M, Pinto R, Fidalgo P, Chaves P, Gloria L, Nobre-Leitao C et al. (1996) Global DNA hypomethylation occurs in the early stages of intestinal type gastric carcinoma. Gut 39(3): 434-438

Cummings JH, Wiggins HS, Jenkins DJ, Houston H, Jivraj T, Drasar BS et al. (1978) Influence of diets high and low in animal fat on bowel habit, gastrointestinal transit time, fecal microflora, bile acid, and fat excretion. J Clin Invest 61(4): 953-963

Dizik M, Christman JK, Wainfan E (1991) Alterations in expression and methylation of specific genes in livers of rats fed a cancer promoting methyl-deficient diet. Carcinogenesis 12(7): 1307-1312

Earnest DL, Holubec H, Wali RK, Jolley CS, Bissonette M, Bhattacharyya AK et al. (1994) Chemoprevention of azoxymethane-induced colonic carcinogenesis by supplemental dietary ursodeoxycholic acid. Cancer Res 54: 5071-5074

Enstrom JE (1975) Colorectal cancer and consumption of beef and fat. Br J Cancer 32: 321-329

Ferraroni M, La Vecchia C, D'Avanzo B, Negri E, Franceschi S, Decarli A (1994) Selected micronutrient intake and the risk of colorectal cancer. Br J Cancer 70(6): 1150-1155

Fowler BM, Giuliano AR, Piyathilake C, Nour M, Hatch K (1998) Hypomethylation in cervical tissue: is there a correlation with folate status? Cancer Epidemiol Biomarkers Prev 7(10): 901-906

Freudenheim JL, Graham S, Marshall JR, Haughey BP, Cholewinski S, Wilkinson G (1991) Folate intake and carcinogenesis of the colon and rectum. Int J Epidemiol 20(2): 368-374

Fuchs CS, Giovannucci EL, Colditz GA, Hunter DJ, Stampfer MJ, Rosner B et al. (1999) Dietary fiber and the risk of colorectal cancer and adenoma in women. N Engl J Med 340(3): 169-176

Galle PR, Theilmann L, Raedsch R, Otto G, Stiehl A (1990) Ursodeoxycholate reduces hepatotoxicity of bile salts in primary human hepatocytes. Hepatology 12(3 Pt 1): 486-491

Garewal H, Bernstein H, Bernstein C, Sampliner R, Payne C (1996) Reduced bile acid-induced apoptosis in „normal" colorectal mucosa: a potential biological marker for cancer risk. Cancer Res 56(7): 1480-1483

Giovannucci E, Stampfer MJ, Colditz GA, Rimm EB, Trichopoulos D, Rosner BA et al. (1993) Folate, methionine, and alcohol intake and risk of colorectal adenoma. J Natl Cancer Inst 85(11): 875-884

Giovannucci E, Stampfer MJ, Colditz GA, Hunter DJ, Fuchs C, Rosner BA et al. (1998) Multivitamin use, folate, and colon cancer in women in the Nurses' Health Study. Ann Intern Med 129(7): 517-524

Glynn SA, Albanes D, Pietinen P, Brown CC, Rautalahti M, Tangrea JA et al. (1996) Colorectal cancer and folate status: a nested case-control study among male smokers. Cancer Epidemiol Biomarkers Prev 5(7): 487-494

Goelz SE, Vogelstein B, Hamilton SR, Feinberg AP (1985) Hypomethylation of DNA from benign and malignant human colon neoplasms. Science 228(4696): 187-190

Hague A, Elder DJ, Hicks DJ, Paraskeva C (1995) Apoptosis in colorectal tumour cells: induction by the short chain fatty acids butyrate, propionate and acetate and by the bile salt deoxycholate. Int J Cancer 60(3): 400-406

Hill MJ, Drasar BS, Hawksworth G, Aries V, Crowther JS, Williams RE (1971) Bacteria and aetiology of cancer of large bowel. Lancet 1(7690): 95-100No

Hill MJ, Drasar BS, Williams RE, Meade TW, Cox AG, Simpson JE et al. (1975) Faecal bile-acids and clostridia in patients with cancer of the large bowel. Lancet 1(7906): 535-539

Itzkowitz SH (1997) Inflammatory bowel disease and cancer. Gastroenterol Clin North Am 26(1): 129-139

Jacob RA, Gretz DM, Taylor PC, James SJ, Pogribny IP, Miller BJ et al. (1998) Moderate folate depletion increases plasma homocysteine and decreases lymphocyte DNA methylation in postmenopausal women. J Nutr 128(7): 1204-1212

Jones PA (1996) DNA methylation errors and cancer. Cancer Res 56(11): 2463-2467

Kim YI, Giuliano A, Hatch KD, Schneider A, Nour MA, Dallal GE et al. (1994) Global DNA hypomethylation increases progressively in cervical dysplasia and carcinoma. Cancer 74(3): 893-899

Kim YI, Christman JK, Fleet JC, Cravo ML, Salomon RN, Smith D et al. (1995) Moderate folate deficiency does not cause global hypomethylation of hepatic and colonic DNA or c-myc-specific hypomethylation of colonic DNA in rats. Am J Clin Nutr 61(5): 1083-1090

Kim YI, Pogribny IP, Basnakian AG, Miller JW, Selhub J, James SJ et al. (1997) Folate deficiency in rats induces DNA strand breaks and hypomethylation within the p53 tumor suppressor gene. Am J Clin Nutr 65(1): 46-52

Kim YI, Fawaz K, Knox T, Lee YM, Norton R, Arora S et al. (1998) Colonic mucosal concentrations of folate correlate well with blood measurements of folate status in persons with colorectal polyps. Am J Clin Nutr 68(4): 866-872

Kim YI, Shirwadkar S, Choi SW, Puchyr M, Wang Y, Mason JB (2000) Effects of dietary folate on DNA strand breaks within mutation-prone exons of the p53 gene in rat colon. Gastroenterology 119(1): 151-161

Kim YI, Fawaz K, Knox T, Lee YM, Norton R, Libby E et al. (2001) Colonic mucosal concentrations of folate are accurately predicted by blood measurements of folate status among individuals ingesting physiologic quantities of folate. Cancer Epidemiol Biomarkers Prev 10(6): 715-719

Koutsos MI, Shiff SJ, Rigas B (1995) The effect of ursodeoxycholic and lithocholic acid on cell cycle and apoptosis in human colon adenocarcinoma cells. Gastroenterology 108: A492

Kullmann F, Schlottmann K, Schölmerich J (1999) Bile acids and their role in colorectal cancer. In: Schmiegel W, Schölmerich J (eds) Colorectal cancer: molecular mechanisms, premalignant state and its prevention. Kluwer Academic Publishers, Dordrecht Boston London, pp 203-217

Laird PW, Jaenisch R (1994) DNA methylation and cancer. Hum Mol Genet 3: 1487-1495

Lashner BA, Heidenreich PA, Su GL, Kane SV, Hanauer SB (1989) Effect of folate supplementation on the incidence of dysplasia and cancer in chronic ulcerative colitis. A case-control study. Gastroenterology 97(2): 255-259

Lashner BA (1993) Red blood cell folate is associated with the development of dysplasia and cancer in ulcerative colitis. J Cancer Res Clin Oncol 119(9): 549-554

Lashner BA, Provencher KS, Seidner DL, Knesebeck A, Brzezinski A (1997) The effect of folic acid supplementation on the risk for cancer or dysplasia in ulcerative colitis. Gastroenterology 112(1): 29-32

Meenan J, O'Hallinan E, Lynch S, Molloy A, McPartlan J, Scott J et al. (1996) Folate status of gastrointestinal epithelial cells is not predicted by serum and red cell folate values in replete subjects. Gut 38(3): 410-413

Meenan J, O'Hallinan E, Scott J, Weir DG (1997) Epithelial cell folate depletion occurs in neoplastic but not adjacent normal colon mucosa. Gastroenterology 112(4): 1163-

1168

Meyer F, White E (1993) Alcohol and nutrients in relation to colon cancer in middle-aged adults. Am J Epidemiol 138(4): 225-236

Owen RW (1997) Faecal steroids and colorectal carcinogenesis. Scand J Gastroenterol Suppl 222: 76-82

Paspatis GA, Kalafatis E, Oros L, Xourgias V, Koutsioumpa P, Karamanolis DG (1995) Folate status and adenomatous colonic polyps. A colonoscopically controlled study. Dis Colon Rectum 38(1): 64-67

Patel T, Bronk SF, Gores GJ (1994) Increases of intracellular magnesium promote glycodeoxycholate- induced apoptosis in rat hepatocytes. J Clin Invest 94(6): 2183-2192

Pohl C, Hombach A, Kruis W (2000) Chronic inflammatory bowel disease and cancer. Hepatogastroenterology 47(31): 57-70

Rafter JJ, Eng VWS, Furrer R, Medline A, Bruce WR (1986) Effects of calcium and pH on the mucosal damage produced by deoxycholic acid in the rat colon. Gut 27: 1320-1329

Rampersaud GC, Kauwell GP, Hutson AD, Cerda JJ, Bailey LB (2000) Genomic DNA methylation decreases in response to moderate folate depletion in elderly women. Am J Clin Nutr 72(4): 998-1003

Reddy BS, Wynder EL (1973) Large-bowel carcinogenesis: fecal constituents of populations with diverse incidence rates of colon cancer. J Natl Cancer Inst 50(6): 1437-1442

Reddy BS, Wynder EL (1977) Metabolic epidemiology of colon cancer. Fecal bile acids and neutral sterols in colon cancer patients and patients with adenomatous polyps. Cancer 39(6): 2533-2539

Reddy BS, Engle A, Simi B, Goldman M (1992) Effect of dietary fiber on colonic bacterial enzymes and bile acids in relation to colon cancer. Gastroenterology 102: 1475-1482

Rodrigues CMP, Fan G, Ma X, Kren BT, Steer CJ (1998) A novel role for ursodeoxycholic acid inhibiting apoptosis by modulating mitochondrial membrane perturbation. J Clin Invest 101: 2790-2799

Ryan BM, Weir DG (2001) Relevance of folate metabolism in the pathogenesis of colorectal cancer. J Lab Clin Med 138(3): 164-176

Schölmerich J, Becher M-S, Schmidt K, Schubert R, Kremer B, Feldhaus S et al. (1984) Influence of hydroxylation and conjungation of bile salts on their membrane-damaging properties – studies on isolated hepatocytes and liquid membrane vesicles. Hepatology 4(4): 661-666.

Shen L, Fang J, Qiu D, Zhang T, Yang J, Chen S et al. (1998) Correlation between DNA methylation and pathological changes in human hepatocellular carcinoma. Hepatogastroenterology 45(23): 1753-1759

Shetty K, Rybicki L, Brzezinski A, Carey WD, Lashner BA (1999) The risk for cancer or dysplasia in ulcerative colitis patients with primary sclerosing cholangitis. Am J Gastroenterol 94(6): 1643-1649

Schlottman K, Wachs FP, Krieg RC, Kullmann F, Scholmerich J, Rogler G (2000) Characterization of bile salt-induced apoptosis in colon cancer cell lines. Cancer Res 60(15): 4270-4276

Trock B, Lanza E, Greenwald P (1990) Dietary fiber, vegetables, and colon cancer: critical review and meta-analyses of the epidemiologic evidence. J Natl Cancer Inst 82(8): 650-661

Tung BY, Emond MJ, Haggitt RC, Bronner MP, Kimmey MB, Kowdley KV et al. (2001) Ursodiol use is associated with lower prevalence of colonic neoplasia in patients with ulcerative colitis and primary sclerosing cholangitis. Ann Intern Med 134(2): 89-95

Wainfan E, Dizik M, Stender M, Christman JK (1989) Rapid appearance of hypomethylated DNA in livers of rats fed cancer- promoting, methyl-deficient diets. Cancer Res 49(15): 4094-4097

Wolf JM, Rybicki L, Lashner BA (2001) Ursodeoxycholic acid is not chemopreventive for colorectal cancer in ulcerative colitis patients with primary sclerosing cholangitis. Gastroenterology 120 [Suppl 1]: A447

Wynder EL, Shigematsu T (1967) Environmental factors of cancer of the colon and rectum. Cancer 20: 1520-1561

Immunmodulierende Therapien

Bewährte und neue Therapiestrategien bei entzündlichen Darmerkrankungen

Azathioprin und 6-Mercaptopurin

M. REINSHAGEN

Azathioprin ist das Medikament der ersten Wahl zur Immunsuppression bei chronisch entzündlichen Darmerkrankungen (CED).

Die Indikation zur immunsuppressiven Therapie besteht bei chronisch entzündlicher Aktivität der CED. Diese chronisch entzündliche Aktivität ist bei steroidrefraktären sowie steroidabhängigen Patienten als auch bei Patienten mit mehr als zwei Schüben im Jahr, die eine systemische Steroidtherapie erfordern, gegeben. Eine weitere Indikation für Azathioprin/6-Mercaptopurin stellen perianale oder andere Fisteln bei Patienten mit Morbus Crohn dar.

Indikation zur immunsuppressiven Therapie bei chronisch entzündlichen Darmerkrankungen

- ▶ Chronisch entzündliche Aktivität
- ▶ Steroidrefraktäre Patienten
- ▶ Steroidabhängige Patienten
- ▶ Patienten mit mehr als zwei schweren Schüben/Jahr
- ▶ Morbus-Crohn-Patienten mit Fisteln

Substanz und Pharmakologie

Nach oraler Aufnahme beträgt die Bioverfügbarkeit von Azathioprin im Mittel 47% (27-83%). Azathioprin wird anschließend durch Abspaltung des Imidazolrings nichtenzymatisch zu 6-Mercaptopurin umgewandelt (Abb. 9.1).

55% des Molekulargewichts von Azathioprin entfallen auf 6-Mercaptopurin (6-MP). Nach der Resorption wird 6-MP über das Enzym HPRT (Hypoxanthinguaninphosphoribosyl-Transferase) und weitere

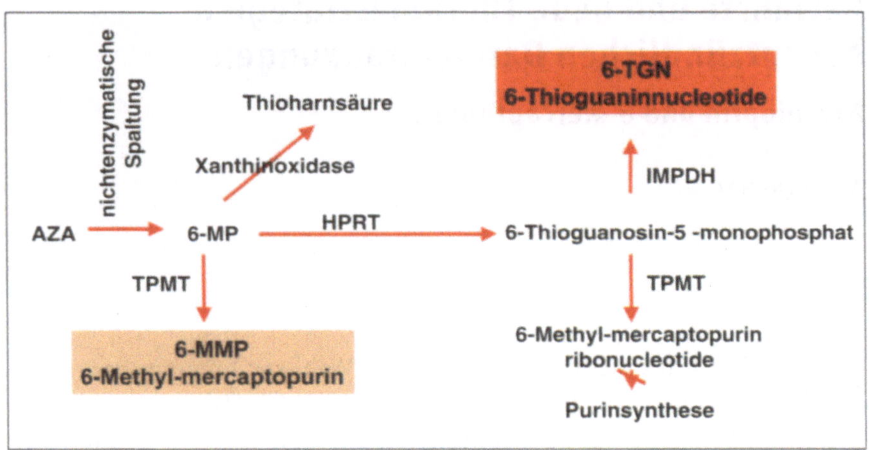

Abb. 9.1. Pharmakologie von Azathioprin und 6-Mercaptopurin (s. Text)

Zwischenschritte zu 6-Thioguaninnukleotiden (6-TGN) verstoffwechselt. Weitere alternative Stoffwechselwege sind der Abbau über die Xanthinoxidase zu 6-Thioharnsäure und über TPMT (Thiopurinmethyltransferase) zu 6-Methylmercaptopurin (s. Abb. 9.1). Da bei 11% der kaukasischen Bevölkerung ein heterozygoter und bei 0,3% ein homozygoter Polymorphismus im TPMT-Gen vorliegt, der zu einer erniedrigten bzw. zu fehlender Aktivität der TPMT führt, kann es bei diesen Patienten zu einer toxischen Akkumulation von 6-TGN kommen (Weinshilboum u. Sladek 1980).

Die Patienten, bei denen der alternative Stoffwechselweg nicht oder vermindert eingeschlagen wird, verstoffwechseln vermehrt in Richtung 6-TGN.

Die aktuelle Studienlage zeigt, dass vor allem Patienten mit hohen 6-TGN Spiegeln vermehrt Leukopenien entwickeln (Dubinsky et al. 2000).

Nebenwirkungen

Bei der Therapie mit Azathioprin kann eine Reihe von Nebenwirkungen auftreten, die in dosisunabhängige allergische und dosisabhängige Nebenwirkungen eingeteilt werden können.

5-8% der Patienten reagieren auf Azathioprineinnahme mit Übelkeit, Erbrechen, Fieber und Myalgien (Sandborn 1998), was meist in den ersten Tagen der Therapie auftritt. Bei leichter Ausprägung verliert sich diese Symptomatik im Verlauf der Therapie bei einem Teil der Patienten. Treten diese Nebenwirkungen in ausgeprägtem Maße auf, sollte Azathioprin abgesetzt werden. Ob eine langsam einschleichende Therapie mit Azathioprin diese allergischen Nebenwirkungen deutlich reduziert, ist nicht durch Studien belegt, wird aber in der Praxis häufig durchgeführt.

Eine weitere, vermutlich allergische Nebenwirkung stellt eine ödematöse Pankreatitis dar, die bei den meisten Patienten weitgehend subklinisch verläuft oder nur leichte unspezifische Oberbauchschmerzen verursacht (2-3% der Patienten). Diese tritt meist in den ersten vier Wochen der Therapie auf und heilt nach Absetzten der Medikation folgenlos ab.

Bei allergischen, dosisunabhängigen Nebenwirkungen unter Azathioprin kann ein erneuter Therapieversuch mit 6-Mercaptopurin durchgeführt werden. Das 6-MP entsteht auch bei Azathioprintherapie durch nichtenzymatische Abspaltung des Imidazolrings (Abb. 9.2) und wird von etwa 50% der Patienten, bei denen auf Azathioprin allergische Nebenwirkungen auftraten, gut vertragen (Boulton-Jones et al. 2000). Wenn auch eine allergische Reaktion auf 6-MP entsteht, sollten keine weiteren Reexpositionen durchgeführt werden.

Wie bereits zuvor erwähnt, können bei Patienten, die mit der Standarddosierung von 2,5 mg/kg KG Azathioprin behandelt werden, ausgeprägte Leukopenien auftreten. Zwangsläufig kommt es zu gefährlichen Leukopenien bei Patienten ohne TPMT-Aktivität (0,3% der Bevölkerung, s. oben).

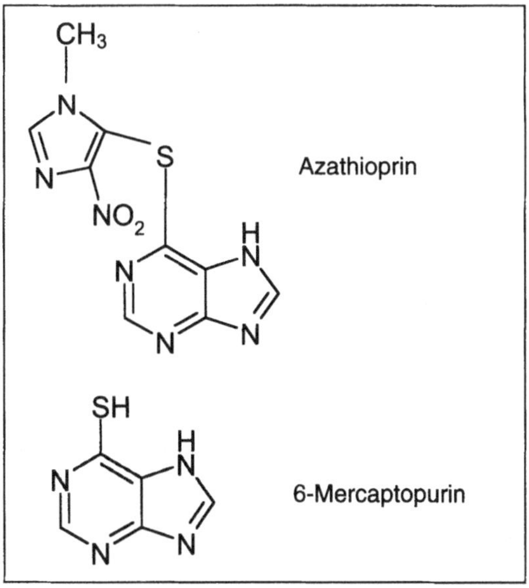

Abb. 9.2. Strukturformel von Azathioprin und 6-MP

Aber auch bei Patienten mit einer heterozygoten Mutation im TPMT-Gen können im Verlauf der Therapie signifikante Leukopenien (<3000) auftreten (Weinshilboum u. Sladek 1980). Es wurde außerdem gezeigt, dass weitere bisher unbekannte Faktoren Leukopenien unter Azathioprintherapie auslösen können, da Patienten mit einem Wildtyp-TPMT-Phänotyp ebenfalls Leukopenien entwickeln können (Colombel et al. 2000).

Infektion/Tumor

Unter der immunsuppressiven Therapie können schwere Infektionen entstehen, auch wenn dies nur bei einem kleinen Teil der Patienten auftritt (<3%). In einer Studie mit 739 Patienten unter Azathioprin/6-MP entwickelten zwei Patienten eine septische Infektion, an der sie verstarben (Connell et al. 1993). Pneumonien, Zytomegalieinfektionen, Herpeszoster-Infektionen sowie schwere Harnwegsinfekte sind unter Azathioprin/6-MP-Therapie beschrieben worden (Lamers et al. 1999).

Das Risiko für die Entwicklung solider Tumoren ist unter Therapie mit Azathioprin/6-MP nicht signifikant erhöht (Farrell et al. 2000). Dagegen wurde kürzlich gezeigt, dass die Anzahl EBV-positiver Lymphome in einem Kollektiv unter Azathioprin/6-MP-Therapie minimal ansteigt. In dieser Studie lag das Risiko bei etwa 0,5% der Patienten (Dayharsh et al. 2002).

Schwangerschaft

Eine Reihe von kleineren Studien bei Patientinnen mit CED hat keine signifikant erhöhte Fehlbildungsrate unter der Therapie mit Azathioprin oder 6-MP ergeben. Auch größere Studien bei Patientinnen unter Azathioprin nach Organtransplantation finden zwar eine leicht erhöhte Abortrate, aber keine signifikante Steigerung der Missbildungsrate (Willis et al. 2000). Trotzdem wird in Deutschland eine Therapie mit Azathioprin in der Schwangerschaft aufgrund theoretischer Risiken nicht empfohlen. Es gibt allerdings Patientinnen mit komplexem Krankheitsverlauf und ausgeprägter chronisch entzündlicher Aktivität, bei denen nach ausführlicher Aufklärung der Patientin und des Partners die Therapie während der Schwangerschaft weitergeführt wird.

Wirksamkeit

Wirksamkeit bei chronisch entzündlicher Aktivität

Bei Morbus Crohn kann Azathioprin etwa 2/3 der Patienten mit zuvor chronisch entzündlicher Aktivität in Remission bringen. Frühe Studien zu diesem Thema zeigten teilweise schlechtere Ergebnisse. Studien aus den letzten 10-15 Jahren, bei denen die Patienten jedoch mindestens vier Monate mit einer Dosierung von mind. 2 mg/kg KG Azathioprin behandelt wurden, weisen die oben genannten Remissionsraten auf. Eine Metaanalyse zu diesem Thema errechnet eine „odds ratio" (Wahrscheinlichkeitsfaktor) von 3 zugunsten der Therapie mit Azathioprin im Vergleich zu Plazebo (Pearson et al. 1995). Die Daten zur Colitis ulcerosa sind weniger deutlich als bei M. Crohn. Aufgrund der Datenlage kann unter Azathioprin bei etwa 60% der Patienten eine Remission bei chronisch entzündlicher Aktivität erreicht werden (Sandborn 1998).

Wirksamkeit zur Remissionserhaltung bei chronisch entzündlicher Aktivität

Wichtig ist bei einer chronischen Erkrankung, ob ein Medikament bei vertretbarem Nebenwirkungsprofil auch in der Lage ist, eine Langzeitremission zu erhalten. Dies ist bei Azathioprin der Fall. Die Metaanalyse von Pearson zur Remissionserhaltung bei chronisch aktivem Morbus Crohn errechnet eine „odds ratio" von 2,27 bei einem signifikanten Konfidenzintervall (Pearson et al. 1995).

Empfehlungen zur Dauer der Therapie

Nicht eindeutig geklärt ist die Frage, wie lange eine Azathioprintherapie zum Remissionserhalt durchgeführt werden soll. Eine Studie bei Morbus Crohn zeigte, dass erst nach 4-5 Jahren Therapiedauer nicht mehr mit einer signifikanten Zahl an erneuten Schüben zu rechnen ist (Bouhnik et al. 1996). Einschränkend zu dieser Studie ist zu sagen, dass die Patientengruppen bei der Behandlungsdauer von 3 Jahren relativ klein waren, sodass hier kein abschließendes Urteil zu fällen ist. Für Patienten mit Colitis ulcerosa wurde eine ähnliche Studie durchgeführt, bei der auch nach sechs

Jahren Behandlung (bei wiederum kleinen Patientenzahlen in den Therapiegruppen) noch ein Therapievorteil für Azathioprin gezeigt wurde (George et al. 1996). Zusammenfassend wird aktuell eine Behandlungsdauer von 4-5 Jahren empfohlen.

Messung der TPMT-Aktivität und 6-TGN-adaptierte Therapie

Aufgrund der bereits erläuterten Pharmakologie der Substanz (s. Abb. 9.1) wurde spekuliert, ob durch Messung der TPMT und Bestimmung verschiedener Metabolitenspiegel (6-TGN, 6-MMP) eine Optimierung der Therapie erreichbar ist. Durch diese Maßnahmen kann man den geringen Anteil der Patienten (0,3% der Kaukasier) herausfiltern, die eine homozygote Mutation im TPMT-Gen besitzen und dadurch unter Azathioprin schwere und lang andauernde Leukopenien entwickeln. Zum anderen erscheint es sinnvoll, durch Dosisanpassung 6-TGN-Spiegel zu erreichen, bei denen in Pilotstudien die Patienten in Remission gekommen waren (>230 und <400 pmol/8×10^8 RBC; Dubinsky et al. 2000). Dieser Ansatz kann einerseits mit der Standarddosierung *„zu hoch dosierte"* Patienten vor Nebenwirkungen bewahren und andererseits *„unterdosierte"* Patienten zusätzlich in Remission bringen.

Es wurde gezeigt, dass signifikant mehr Patienten in Remission kommen, die einen 6-TGN-Spiegel über 230 pmol/8×10^8 RBC aufweisen gegenüber Patienten, die geringere 6-TGN-Werte zeigten (Dubinsky et al. 2000). Des Weiteren traten bei 6-TGN-Spiegeln unter 400 pmol/8×10^8 RBC nur sehr selten ausgeprägte Leukopenien auf. In einer weiteren Studie wurde bei Patienten, die unter der Standarddosierung mit 2,5 mg/kg KG AZA oder 1 mg/kg KG 6-MP nicht in Remission gekommen waren, die 6-TGN-Spiegel gemessen, und bei Patienten mit niedrigen Spiegeln wurde die Dosis erhöht. Dies führte bei 80% der so dosisangepassten Patienten zu einer Remission (Cuffari et al. 2001).

Mehrere andere Untersuchungen konnten diese Ergebnisse jedoch nicht bestätigen. In einigen Studien wurde kein Zusammenhang zwischen 6-TGN-Spiegeln und Remission gefunden.

Aufgrund der unklaren Datenlage wird aktuell in Deutschland eine multizentrische Studie bei Patienten mit Morbus Crohn durchgeführt, bei der prospektiv eine 6-TGN-adaptierte Gruppe gegen eine konventionell mit der Standarddosierung behandelte Patientengruppe verglichen wird.

Unabhängig vom Ausgang dieser Studie ist eine TPMT-Messung zum Ausschluss einer ausgeprägten Defizienz des Enzyms vor Therapie mit Azathioprin oder 6-MP sinnvoll und sollte durchgeführt werden.

Ausblick

Ein weiterer Therapieansatz ist, statt Azathioprin direkt 6-Thioguanin (6-TG) zu verwenden, das unabhängig von der TPMT über die HPRT zu 6-TGN verstoffwechselt wird. In den bisher publizierten Pilotstudien zeigten Patienten, die unter Azathioprin und auch unter 6-MP allergische Nebenwirkungen gezeigt hatten, eine gute Verträglichkeit der Substanz (Dubinsky et al. 2001). Bei einem kleinen Teil von Kindern, die aufgrund einer ALL mit hohen Dosen 6-TG behandelt wurden, entwickelte sich eine noduläre Fibrosierung der Leber mit portaler Hypertension, sodass bei ungeklärter Pathophysiologie dieser schweren Nebenwirkung diese Substanz nur in sorgfältig kontrollierten Studien eingesetzt werden sollte.

Weiterhin wurde kürzlich gezeigt, dass die Wirkung von Azathioprin über die Hemmung der Rac (Einbau von 6-Thio-GPT) vermittelten Inhibition von T-Zellapoptose erfolgt und dadurch bei CD28-aktivierten CD4-Zellen zur Apoptose führt.

Durch diese Daten eröffnet sich die Möglichkeit, 6-Thio-GPT oder entsprechende Agonisten als Therapiealternative zu Azathioprin und 6-MP zu entwickeln.

Literatur

Bouhnik Y, Lemann M, Mary JY et al. (1996) Long-term follow-up of patients with Crohn's disease treated with azathioprine or 6-mercaptopurine. Lancet 347: 215-219

Boulton-Jones JR, Pritchard K, Mahmoud AA (2000) The use of 6-mercaptopurine in patients with inflammatory bowel disease after failure of azathioprine therapy. Aliment Pharmacol Ther 14: 1561-1565

Cuffari C, Hunt S, Bayless T (2001) Utilisation of erythrocyte 6-thioguanine metabolite levels to optimise azathioprine therapy in patients with inflammatory bowel disease. Gut 48: 642-646

Colombel JF, Ferrari N, Debuysere H et al. (2000) Genotypic analysis of thiopurine S-methyltransferase in patients with Crohn's disease and severe myelosuppression during azathioprine therapy. Gastroenterology 118: 1025-1030

Connell WR, Kamm MA, Ritchie JK, Lennard-Jones JE (1993) Bone marrow toxicity caused by azathioprine in inflammatory bowel disease: 27 years of experience. Gut 34: 1081-1085

Dayharsh GA, Loftus EVJ, Sandborn WJ (2002) Epstein-Barr virus-positive lymphoma in patients with inflammatory bowel disease treated with azathioprine or 6-mercaptopurine. Gastroenterology 122: 72-77

Dubinsky MC, Lamothe S, Yang HY, Targan S, Sinnett D, Theoret Y, Seidman EG (2000) Pharmacogenomics and metabolite measurement for 6-mercaptopurine therapy in inflammatory bowel. Gastroenterology 118: 705-713

Dubinsky MC, Hassard PV, Seidman EG, Kam LY, Abreu MT, Targan SR, Vasiliauskas EA (2001) An open-label pilot study using thioguanine as a therapeutic alternative in Crohn's disease patients resistant to 6-mercaptopurine therapy. Inflamm Bowel Dis 7: 181-189

Farrell RJ, Ang Y, Kileen P, O'Briain DS, Kelleher D, Keeling PW, Weir DG (2000) Increased incidence of non-Hodgkin's lymphoma in inflammatory bowel disease patients on immunosuppressive therapy but overall risk is low. Gut 47: 514-519

Francella A, Dayan A, Rubin P, Chapman M, Present D (1996) 6-MP is a safe therapy for childbearing parents with inflammatory bowel disease (IBD): A case controlled study. Gastroenterology 110: A909(Abstr)

George J, Present DH, Pou R, Bodian C, Rubin PH (1996) The long-term outcome of ulcerative colitis treated with 6- mercaptopurine [see comments]. Am J Gastroenterol 91: 1711-1714

Lamers CB, Griffioen G, Van-Hogezand RA, Veenendaal RA (1999) Azathioprine: an update on clinical efficacy and safety in inflammatory bowel disease. Scand J Gastroenterol 230 (Suppl): 111-115

Pearson DC, May GR, Fick GH, Sutherland LR (1995) Azathioprine and 6-mercaptopurine in Crohn disease. A meta-analysis. Ann Intern Med 123: 132-142

Sandborn WJ (1998) Azathioprine: state of the art in inflammatory bowel disease. Scand J Gastroenterol 225 (Suppl): 92-99

Weinshilboum RM, Sladek SL (1980) Mercaptopurine pharmacogenetics: monogenic inheritance of erythrocyte

Willis FR, Findlay CA, Gorrie, Watson MA, Wilkinson AG, Beattie TJ (2000) Children of renal transplant recipient mothers. J Paediatr Child Health 36: 230-235

KAPITEL 10

Cyclosporin A und Tacrolimus

K. Fellermann

Epidemiologie

Basierend auf Daten englischer und skandinavischer Longitudinalstudien zur Colitis ulcerosa beträgt der Anteil kontinuierlicher Verläufe in den ersten Jahren nach Diagnosestellung 10% (Hendriksen et al. 1985; Langholz et al. 1994; Moum et al. 1997). Bedingt durch Kolektomie und erfolgreiche konservative Therapie nimmt die Wahrscheinlichkeit eines kontinuierlich aktiven Verlaufes ständig ab und erreicht nach fünf Erkrankungsjahren 1%. Zu einem gegebenen Beobachtungszeitpunkt befindet sich etwa die Hälfte der Patienten in Remission, 30% weisen eine leichte und 20% eine mittlere bis schwere Krankheitsaktivität auf. Während die Kolektomierate im ersten Jahr nach Diagnose bei 4-10% liegt, fällt sie nachfolgend auf 1% pro Jahr im dritten bis fünften Jahr ab. Die Wahrscheinlichkeit eines Rückfalls in den zwei nachfolgenden Jahren eines Schubes beträgt 70 bzw. 50%. Rückfallfrei hingegen sind nach zehn Jahren weniger als 15%.

Über den Anteil steroidabhängiger und -refraktärer Patienten mit Colitis ulcerosa liegen im Gegensatz zu Morbus Crohn keine Untersuchungen vor. Demnach weisen etwa 40% der Patienten mit Morbus Crohn einen intermittierenden Verlauf auf, während 1/3 als chronisch aktiv und steroidabhängig eingestuft werden. Bei weiteren 20% wird ein steroidrefraktärer Verlauf der Erkrankung beobachtet (Munkholm et al. 1994; Reinisch et al. 1995).

Gerade die kontinuierlichen und schweren Verläufe bedürfen einer intensiven medizinischen Behandlung und stellen eine Herausforderung für die Pharmakotherapie dar. Ziel sollte in erster Linie sein, eine Remission einzuleiten und zu erhalten.

Cyclosporin A (CyA) und Tacrolimus (FK506)

Beide Medikamente unterdrücken die T-Zell-Antwort über eine Hemmung der Transkription von Zytokinen, insbesondere IL-2. Angriffspunkt ist die Calmodulin-abhängige Phosphatase Calcineurin, die von einem Komplex, bestehend aus CyA bzw. FK506 und zugehörigem Immunophilin, gehemmt wird. Die orale Bioverfügbarkeit beider Medikamente liegt im Bereich von 20-25% und weist erhebliche interindividuelle Schwankungen auf. Das Interaktionsprofil erklärt sich durch den Cytochrom-P450-abhängigen Metabolismus. Das Makrolid Tacrolimus weist eine 100fach höhere Potenz als CyA auf und hat 1989 Eingang in die Klinik gefunden. Eingesetzt wird es nach Organtransplantationen in der Präventionsbehandlung einer Abstoßung, zudem ist es wirksam in der Rescuebehandlung einer Rejektion unter konventioneller Immunsuppression. Die Unabhängigkeit von Gallefluss und intestinaler Entzündung mag ein Vorteil von FK506 gegenüber CyA sein. In der Rejektionsprävention nach Dünndarmtransplantation wird FK506 bevorzugt eingesetzt.

Steroidrefraktäre Colitis ulcerosa

Hierunter wird ein unverändert schwerer Verlauf einer Coltis ulcerosa trotz einer 7- bis 10-tägigen Behandlung mit 1 mg/kg Prednisonäquivalent verstanden. Während früher die Kolektomie als einzige Option zur Verfügung stand, existieren heute mit rasch wirksamen Immunsuppressiva wirkungsvolle Alternativen. Diejenigen Patienten, die auf eine konventionelle hochdosierte Steroidgabe nicht ansprechen und eventuell von einer Behandlung mit CyA oder FK506 profitieren, lassen sich bereits am dritten Tag nach Therapiebeginn mit 85% Sicherheit anhand einer Stuhlfrequenz von ≥ 8/Tag oder 3-8/Tag und einem CRP >45 mg/l identifizieren (Travis et al. 1996). Schwere endoskopische Läsionen, ein mehr als sechs Wochen währender Schub und eine schwere Krankheitsaktivität nach Truelove und Witts sind weitere Prädiktoren für eine Kolektomie (Carbonnel 2000).

Cyclosporin A (CyA)

Eine Vielzahl unkontrollierter Studien und Fallberichte ist seit der Erstbeschreibung durch Gupta et al. (1984) publiziert worden. Die einzige plazebokontrollierte Studie durch Lichtiger et al. (1994) an 20 Patienten zeigte eine Remissionsindukton in 81% der Fälle innerhalb von 1-2 Wochen (Evidenzgrad Ib). Elf Patienten waren nach einwöchiger hochdosierter Steroidgabe mit 4 mg/kg CyA i.v./Tag behandelt worden. Ähnliche Ergebnisse konnten in retrospektiven Analysen ermittelt werden, obwohl die Erfolgsaussichten mit 56-60% nicht ganz so hoch lagen (Carbonnel et al. 1996; Hyde et al. 1998). Übereinstimmend waren die Langzeitergebnisse, wonach mehr als die Hälfte der Patienten innerhalb von sechs Monaten eine Kolektomie erfuhren, sofern nicht mit Immunsuppressiva vom Typ des Azathioprin kombiniert wurde (Carbonnel et al. 1996; Kornbluth et al. 1994). Ein Vorteil der Cyclosporinbehandlung gegenüber der Kolektomie scheint eine höhere Lebensqualität bei Erhalt des Kolons zu sein (Cohen et al. 1999). Die Erfahrungen mit CyA innerhalb unkontrollierter Studien sind in Tabelle 10.1 zusammengefasst.

Tabelle 10.1. Unkontrollierte Studien zu Cyclosporin A bei therapierefraktärer Colitis ulcerosa

Autor	CyA [mg/kg]	n	Initiales Ansprechen	Anhaltende Remission	Latenz [Wo.]	Dauer [Wo.]	Lokalisation
Gupta 1984	12	1	1	0	3	6	Links
Kirschner 1987 Bianchi	6	2	2	2	2	12-20	Pan
Porro 1987	5-10	5	5	4	2-3	4-6	
Shelly 1988	10	1	1	1	4	28	
Stange 1989	25-600 mg/Tag	2	2	1	1-3	6-12	Links, Pan
Baker 1989	15	12	6	4		6	Links, Pan
Treem 1989, 1991, 1993	6,5-10,6	7	7	1	2	3-56	
Lichtiger 1990, 1992	4 i.v.	32	26	17	1	26	Links, Pan
Bianchi	4 i.v.	5	5	0	4		
Porro 1990	8,5	5	3	2	1		
Sandborn 1992	8-15	2	1	1	1	9	Pan
Allgayer 1993	4 i.v.	1	1	1	1	24	Pan
Prokupek 1994	2,5 i.v.	12	5	5	1	24	Links, Pan

Tabelle 10.1. Fortsetzung

Autor	CyA [mg/kg]	n	Initiales Ansprechen	Anhaltende Remission	Latenz [Wo.]	Dauer [Wo.]	Lokalisation
Actis 1994	2 i.v.	16	12	8	1	24	
Annese 1994	4 i.v.	12	2	1	1	2-12	
Tsadok 1994	4 i.v.	7	7	5	1-3		
Kozarek 1994	4-7 i.v.	30	17	9			Links, Pan
Benkov 1994	3-5 i.v.	5	1	0	2-24		
Santos 1995	5 i.v.	21	16	10	1-3	4-192	Links, Pan
Treem 1995	4,6-9,6	14	11	4	1-2	2-56	
Carbonnel 1996	1,3-4,6 i.v.		32	20	9	1-40	
Travis 1996	4 i.v.	14	7	4	1		
Reimund 1997	3,6 i.v.	7	3	2			
Symon 1997	4 i.v.	9	8	2	1	24	
Hyde 1998	4 i.v.	50	28	20		12-24	
Svanoni 1998	4 i.v.	30	26	2	12		Pan, Links
Wenzl 1998	5 i.v.	14	11	4	1-2	8 (median)	
Summe Σ		348	234	117			

Somit stellt CyA ein wirkungsvolles Medikament in der Akutbehandlung dar, das für die Monotherapie in der Remissionserhaltung jedoch nur von begrenztem Nutzen zu sein scheint. Es wird gegenwärtig als Überbrückungsmaßnahme verstanden, bis die Wirkung anderer Immunsuppressiva wie Azathioprin zum Tragen kommt. Auch hierzu gibt es unkontrollierte Arbeiten, die in Tabelle 10.2 aufgeführt sind. Diese Kombination sollte daher nach Ansprechen auf die CyA-Gabe als Standard eingesetzt werden. Kürzlich wurden die Langzeiterfahrungen zweier Arbeitsgruppen mit nahezu gleichwertigen Resultaten präsentiert (Arts et al. 2001; Lichtiger 2001). Zusammen wurden mehr als 230 Patienten behandelt und nachbeobachtet. Das initiale Ansprechen lag bei 80-85%, über einen Zeitraum von zwei Jahren konnte 63% der Patienten eine Kolektomie erspart blei-

Tabelle 10.2. Unkontrollierte Studien zu Cyclosporin A plus Aza/6MP bei therapierefraktärer Colitis ulcerosa

Autor	CyA [mg/kg]	n	Initiales Ansprechen	Anhaltende Remission	Latenz [Wo.]	Dauer [Wo.]	Lokalisation
Actis 1993	2 i.v.	12	10	5	1-2	24	
Baert 1994	4 i.v.	18	12	7		8-32	
Wenzl 1994	5-7,5 i.v.	6	5	5	1	2-12	Links, Pan
Ramakrishna 1994	1-4 i.v.	4	3	3		12-40	
Ramakrishna 1996	2 i.v.	6	5	4	1-2	16-40	Links, Pan
Rosselli 1996	2 i.v.	12	11	6	1		
Fernadez-Banares 1996	4 i.v.	13	12	9			
Van Gossum 1997	3-5 i.v.	29	20	13	4	1-6	Links, Pan
Taylor 1998		13	9	5	1-4	108	
Van Bodegraven 1998	5	12	7	7	4	24	Links, Pan
Stack 1998	4 i..v.	22	20	12	1	12	Links, Pan
Dejaco 1998	4 i.v.	7	6	6	1	52	Pan
Kashimura 1998	4 i.v.	1	1	1	1	104	Pan
Cohen 1999	4 i.v.	42	36	26		17	Links, Pan
Actis 2000	5	20	18	12		12	
Summe Σ		217	175	121			

ben. Allerdings kann es bei dieser kombinierten Immunsuppression, vermutlich häufiger als unter alleiniger Steroidtherapie, zu opportunistischen Infektionen mit Pneumocystis carinii oder Pilzspezies kommen. Über einzelne Todesfälle wurde berichtet(Carbonnel et al. 2000; Quan et al. 1997; Scalzini 1994; Van Gossum 1997). Andererseits war die perioperative Komplikationsrate nach CyA nicht erhöht.

Zusammenfassend wird CyA in der Akutbehandlung der steroidrefraktären Colitis ulcerosa intravenös in einer Dosis von 4 mg/kg pro Tag (kontinuierlich, Bolus oder 4- bis 6-stdl. Infusion) meist in Kombination mit hochdosierten Steroiden über einen Zeitraum von 7-14 Tagen eingesetzt.

Eine Dosisfindungsstudie existiert nicht. Bei Ansprechen erfolgt im Anschluss eine Umstellung auf eine orale Applikation für 3-6 Monate, dann in Kombination mit Azathioprin. Auch scheint ein Verzicht auf die begleitende hochdosierte Steroidgabe möglich. D'Haens und Mitarbeiter verglichen hierzu in einer kontrollierten randomisierten Studie die Wirksamkeit einer Monotherapie bestehend aus Methylprednisolon (40 mg tgl.) gegenüber CyA (4 mg/kg i.v.) bei der therapierefraktären Colitis ulcerosa (D'Haens et al. 2001). Während die initiale Ansprechrate vergleichbar war, zeigte sich in der Nachbeobachtung ein Vorteil für die mit CyA behandelten Patienten. Andererseits gibt es zur Notwendigkeit der Steroidgabe auch gegenteilige Mitteilungen (Svanoni et al. 1998).

Bei linksseitigem Befall hat sich die Anwendung von CyA-Einläufen als vielversprechend erwiesen (Sandborn et al. 1993; Winter et al. 1993). Sandborn et al. (1994) konnten dieses in einer kontrollierten Studie jedoch nicht reproduzieren.

Das Nebenwirkungsspektrum ist vielfältig, wobei vor allem Parästhesien, Hypertrichose, Hypertension, Tremor und diabetische Stoffwechsellage häufiger beobachtet werden. Besondere Beachtung findet die CyA-Nephropathie, die eine chronische Niereninsuffizienz bis zur Dialysepflichtigkeit nach sich ziehen kann. Feutren et al. (1992) fanden bei Patienten mit Autoimmunerkrankungen unter Cyclosporinbehandlung in 21% eine histologisch gesicherte Nephropathie. Als Prädiktoren für das Auftreten wurden eine CyA-Dosis >5 mg/kg/Tag, ein Kreatininanstieg auf mehr als 130% und ein höheres Alter ermittelt. Eine persistierende Funktionseinschränkung anhand funktioneller Parameter fand sich auch bei chronisch entzündlichen Darmerkrankungen (Lobo et al. 1993). Die glomeruläre Filtrationsrate war um 10%, der effektive renale Plasmafluss um 19% erniedrigt. Nach Aussetzen der CyA-Gabe zeigt sich allerdings keine Progredienz (Mahadevan et al. 1997). Hieraus wurde die Empfehlung abgeleitet, die Cyclosporinbehandlung zeitlich zu limitieren und Dosen <5 mg/kg/Tag p.o. einzusetzen. Die intravenöse Dosis von 4 mg/kg CyA (entsprechend 12-16 mg/kg p.o.) liegt somit, wenn auch nur kurzfristig, oberhalb dieser Grenze. Gleichwertige Resultate in der Remissionsinduktion und Steroidreduktion hat die primär orale Verabreichung von CyA als Mikroemulsion erbracht (Actis et al. 1998, 1999), womit die Problematik der intravenösen Gabe umgangen werden könnte.

Während der Behandlung sind CyA-Spiegelbestimmungen nur von begrenztem Nutzen, da eine Korrelation zwischen Wirksamkeit und systemischen oder lokalen Spiegeln nicht gegeben ist (Sandborn 1996).

Tacrolimus (FK506)

Stephens et al. (1993) beschrieben unter Immunsuppression mit FK506 nach erfolgter Lebertransplantation aufgrund einer primär sklerosierenden Cholangitis einen milderen Verlauf der Colitis ulcerosa. Positive Erfahrungen liegen bei steroidrefraktärer Kolitis im Kindesalter (Bousvaros et al. 2000) und bei Erwachsenen (Fellermann et al. 1998) vor. Mittlerweile konnten an der Universität Lübeck 38 Patienten mit therapierefraktärer Colitis ulcerosa behandelt werden, wobei in 35 Fällen eine Notfallkolektomie vermieden werden konnte. Innerhalb von 14 Tagen zeigten 18 von 38 Patienten eine Verbesserung der klinischen Aktivität und nach einem Monat stellte sich eine komplette Remission bei 13 Patienten ein. Im weiteren Verlauf wurde bei 10 weiteren Patienten eine Kolektomie notwendig. Während einer mittleren Beobachtungsdauer von 16,2 Monaten betrug die Kolektomierate 34%. Bei der Hälfte der Patienten mit einer Beobachtungsdauer von mindestens zwei Jahren konnte eine Kolektomie vermieden werden. Die Remissionserhaltung wurde dabei nach 3-6 Monaten von langsam wirkenden Immunmodulatoren wie Azathioprin oder 6-Mercaptopurin übernommen. Die Dosis von FK506 betrug im Falle intravenöser Gabe 0,01-0,02 mg/kg, bei oraler Applikation 0,1-0,2 mg/kg pro Tag. Beide Ansätze waren hinsichtlich Wirksamkeit und Verträglichkeit gleichwertig. Das Nebenwirkungsprofil ist dem von CyA vergleichbar, wenngleich Hirsutismus und Hypertonie deutlich seltener auftreten. Das diabetogene und nephrotoxische Potential ist ähnlich einzustufen, wobei jedoch für chronisch entzündliche Darmerkrankungen noch keine verlässlichen Daten vorliegen. Die morphologischen Veränderungen der Niere unter CyA und FK506 stimmen überein, sodass hier derselbe nephrotoxische Mechanismus zu vermuten ist. Ob FK506 einen Vorteil gegenüber CyA aufweist und ob es ersten positiven Erfahrungen zufolge auch in der Akuttherapie oral eingesetzt werden kann, muss durch kontrollierte Studien geklärt werden.

Aktiver Morbus Crohn und Fisteln

Cyclosporin A

Insgesamt vier große randomisierte und plazebokontrollierte Studien sind zur Behandlung des aktiven Morbus Crohn publiziert worden (Tabelle 10.3). Lediglich Brynskov et al. (1989) konnten einen positiven Effekt

Tabelle 10.3. Kontrollierte Studien zu Cyclosporin A bei aktivem Morbus Crohn

Autor	n	Ansprechrate [%]			CyA-Dosis	Behandlung	
		CyA	Plazebo	p	[mg/kg]	Dauer [Monate]	Steroide [%]
Brysnkov 1989	71	59	32	0,03	5-7,5, p.o.	3	34
Feagan 1994	305	40	48	ns	5, p.o.	18	61
Jewell 1994	146	36	43	ns	5, p.o.	12	77
Stange 1995	182	35	27	ns	5, p.o.	4	100

nach drei Monaten nachweisen. Im Vergleich zu den anderen Studien wurde eine höhere Dosis gewählt, was den Unterschied erklären könnte. Tatsächlich verschwand der Therapievorteil in der anschließenden Reduktionsphase (Brynskov et al. 1991). Zusammenfassend muss eine dauerhaft verträgliche Dosis von 5 mg/kg CyA zur Behandlung des Morbus Crohn als unwirksam angesehen werden (Evidenzgrad Ia). Unkontrollierte Daten zeigen, das eine Wirkung höherer Dosen nur zu Lasten vermehrter Nebenwirkungen erkauft werden kann. So wird generell von einem Einsatz abgesehen.

Anders verhält es sich bei der Indikation „Fisteln". Hier ist die Wirksamkeit einer intravenösen Gabe von 4 mg/kg CyA, gefolgt von einer oralen Behandlung mit 6-8 mg/kg CyA, gegeben, allerdings fehlen kontrollierte Studien (Hanauer et al. 1993; Present u. Lichtiger 1994).

Tacrolimus

FK506 ist in einer Dosis von 0,15-0,31 mg/kg KG bei 11 Patienten mit fistelndem Morbus Crohn erfolgreich eingesetzt worden (Lowry et al. 1999). Begleitend kamen limitierte chirurgische Verfahren zum Einsatz. Bei sieben Patienten stellte sich ein kompletter Fistelschluss ein, bei weiteren vier war ein partieller Rückgang zu verzeichnen. Die Latenz bis zum Wirkungseintritt lag bei 2-3 Wochen, ein kompletter Verschluss stellte sich im Median nach 12 Wochen ein. Als wesentliche Nebenwirkung trat eine reversible, dosisabhängige Nierenfunktionseinschränkung ein.

Zusammenfassung

Da die Colitis ulcerosa prinzipiell durch eine Proktokolektomie heilbar ist und mit der ileoanalen Pouchanlage mittlerweile ein akzeptables Restaurationsverfahren existiert, sollte im Einzelfall die Nutzen-Risiko-Abschätzung einer langfristigen immunsuppressiven Behandlung erfolgen. In der Abwägung der Immunsuppression sollten vor allem die Lebensqualität, die jeweiligen Risiken (Infektion und Operationsletalität) sowie die Laufzeit der Kolitis (Karzinomprophylaxe) berücksichtigt werden.

Die Akutbehandlung der steroidrefraktären Colitis ulcerosa mit Cyclosporin A oder alternativ Tacrolimus ist sicher und gut verträglich. Sie kann den Zeitraum bis zum Wirkungseinsatz von Azathioprin oder 6-Mercaptopurin überbrücken oder ggf. einen operablen Zustand herbeiführen.

Cyclosporin A oder Tacrolimus haben keinen gesicherten Stellenwert in der Remissionsinduktion und -erhaltung des Morbus Crohn. Lediglich bei der Indikation Fisteln stellen diese Medikamente eine Alternative zu anderen Therapieverfahren dar.

Literatur

Actis GC, Aimo G, Priolo G, Moscato D, Rizzetto M, Pagni R (1998) Efficacy and efficiency of oral microemulsion cyclosporin versus intravenous and soft gelatin capsule cyclosporin in the treatment of severe steroid-refractory ulcerative colitis: an open-label retrospective trial. Inflamm Bow Dis 4: 276-279

Actis GC (2000) Cyclosporin for steroid-refractory ulcerative colitis. Am J Gastroenterol 95: 830

Actis GC, Ottobrelli A, Lagget M, Pera A, Pinna-Pintor M, Verme G (1994) Intravenous cyclosporin (CY-A) for refractory ulcerative colitis (UC). A phase II study to reduce dose and toxicity. Gastroenterology 106: A642

Actis GC, Ottobrelli A, Pera A, Barletti C, Ponti V, Pinna-Pintor M, et al. (1993) Continously infused cyclosporine at low dose is sufficient to avoid emergency colectomy in acute attacks of ulcerative colitis without the need for high-dose steroids. J Clin Gastroenterol 17: 10-13

Actis GC, Volpes R, Rizzetto M (1999) Oral microemulsion cyclosporin to reduce steroids rapidly in chronic active ulcerative colitis. Eur J Gastroenterol Hepatol 11: 905-908

Allgayer H, Seitz KH, Gugler R (1993) Can cyclosporin prevent proctocolectomy in severe steroid-refractory ulcerative colitis? Lessons from a case report. Dig Dis Sci 38: 380-382

Annese V, Napolitano G, Accadia L, Caruso N, Perri F, Conoscitore P et al. (1994) High dose of steroids are effective in cyclosporine A (CSA) resistant severe ulcerative colitis. Gastroenterology 106: A645

Arts J, Zeegers M, D`Haens G, van Asche G, Hiele M, Geboes K et al. (2001) Long-term outcome of treatment with cyclosporine iv for patients with intractable ulcerative colitis. Gastroenterology 120: G3169

Baker K, Jewell DP (1989) Cyclosporin for the treatment of severe inflammatory bowel disease. Aliment Pharmacol Ther 3: 143-149

Baert F, Hanauer S (1994) CYA in severe steroid-resistant UC: long-term results of therapy. Gastroenterology 106: A648

Benkov KJ, Rosh JR, Schwersenz AH, Janowitz HD, LeLeiko NS (1994) Cyclosporine as an alternative to surgery in children with inflammatory bowel disease. J Pediatr Gastroenterol Nutr 19: 290-294

Bianchi Porro G, Panza E, Petrillo M (1987) Cycclosporin A in acute ulcerative colitis. Ital J Gastroenterol 19: 40-41

Bianchi Porro G, Petrillo M, Ardizzone S (1990) Cyclosporin treatment for severe active ulcerative colitis. Lancet 336: 439

Bousvaros A, Kirschner BS, Werlin SL, Parker-Hartigan L, Daum F, Freeman KB et al. (2000) Oral tacrolimus treatment of severe colitis in children. J Pediatr 137: 794-799

Brynskov J, Freund L, Rasmussen SN, Lauritsen K, Schaffalitzky de Muckadell O, Williams N et al. (1989) A placebo-controlled, double-blind, randomized trial of cyclosporine therapy in active Crohn`s disease. N Engl J Med 321: 845-850

Brynskov J, Freund L, Rasmussen SN, Lauritsen K, Schaffalitzky de Muckadell O, Williams CN et al. (1991) Final report on a placebo-controlled, double blind, randomised, multicentre trial of cyclosporine treatment in active chronic Crohn`s disease. Scand J Gastroenterol 26: 689-695

Carbonnel F, Gargouri D, Lemann M, Beaugerie L, Cattan S, Cosnes J et al. (2000) Predictive factors of outcome of intensive intravenous treatment for attacks of ulcerative colitis. Aliment Pharmacol Ther 14: 273-279

Carbonnel F, Boruchowicz A, Duclos B, Soule JC, Lerebours E, Lemann M et al. (1996) Intravenous cyclosporine in attacks of ulcerative colitis. Dig Dis Sci 41: 2471-2476

Cohen RD, Brodsky AL, Hanauer SB (1999) A comparison of the quality of life in patients with severe ulcerative colitis after total colectomy versus medical treatment with intravenous cyclosporin. Inflamm Bow Dis 5: 1-10

Dejaco C, Gasché C, Reinisch W, Moser G, Novacek G, Tillinger W, et al. (1998) Cyclosporin-A-Therapie bei steroidrefraktären Patienten mit chronisch entzündlichen Darmerkrankungen. Wien Klin Wochenschr 110: 579-584

D`Haens G, Lemmens L, Geboes K, Vandeputte L, van Acker F, Mortelmans L et al. (2001) Intravenous cyclopsorine versus intravenous corticosteroids as single therapy of severe attacks of ulcerative colitis. Gastroenterology 120: 1323-1329

Feagan BG, McDonald JWD, Rochon J (1994) Low-dose cyclosporine for the treatment of Crohn`s disease. N Engl J Med 330: 1846-1851

Fellermann K, Ludwig D, Stahl M, David-Walek T, Stange EF (1998) Steroid-unresponsive acute attacks of inflammatory bowel disease: immunomodulation by tacrolimus. Am J Gastroenterol 93: 1860-1866

Fernandez-Banares F, Bertran X, Esteve-Comas M, Cabre E, Menacho M, Humbert P et al. (1996) Azazthioprine is useful in maintaining long-term remission induced by intravenous cyclosporine in steroid-refractory severe ulcerative colitis. Am J Gastroenterol 91: 2498-2499

Feutren G, Mihatsch MJ, for the International Kidney Biopsy Registry of Cyclosporine in Autoimmune Diseases (1992) Risk factors for cyclosporine-induced nephropathy in patients with autoimmune diseases. N Engl J Med 326: 1654-1660

Gupta S, Keshavarzian A, Hodgson HJF (1984) Cyclosporin in ulcerative colitis. Lancet I: 1277-1278

Hanauer SB, Smith MB (1993) Rapid closure of Crohns disease fistulas with continuous intravenous cyclsporin. Am J Gastroenterol 88: 646-649

Hendriksen C, Kreiner S, Binder V (1985) Long term prognosis in ulerative colitis – based on results from a regional patient group from the county of Copenhagen. Gut 26: 158-163

Hyams JS, Treem WR (1989) Cyclosporine treatment of fulminant colitis. J Pediatr Gastroenterol Nutr 9: 383-387

Hyde GM, Thillainayagam AV, Jewell DP (1998) Intravenous cyclosporin as rescue therapy in severe ulcerative colitis: time for a reappraisal? Eur J Gastroenterol Hepatol 10: 411-413

Jewell DP, Lennard-Jones JE, the Cyclosporin Study Group of Great Britain and Ireland (1994) Oral cyclosporin for chronic active Crohn`s disease: a multicentre controlled trial. Eur J Gastroenterol Hepatol 6: 499-505

Kashimura H, Hassan M, Shibahara K, Suzuki K, Matsumaru K, Yanaka A et al. (1998) Steroid-refractory severe ulcerative colitis responding to cyclosporine and long-term follow- up. J Gastroenterol 33: 566-570

Kirschner BS, Whitington PF, Black DD, Bostwick D (1987) Cyclosproin-induced remission in severe colitis unresponsive to corticosteroid therapy. Pediatr Res 21: 271A

Kornbluth A, Lichtiger S, Present DH, Hanauer S (1994) Long-term results of oral cyclosporin in patients with severe ulcerative colitis: A double blind, randomized, multi-center trial. Gastroenterology 106: A714

Kozarek R, Bedard C, Patterson D, Justus P, Sandford R, Gelfand GM et al. (1994) Cyclosporin (Cy) use in the pre-colectomy chronic ulcerative colitis (CUC) pt in the Pacific Northwest. Gastroenterology 106: A715

Langholz E, Munkholm P, Davidsen M, Binder V (1994) Course of ulcerative colitis: analysis of changes in disease activity over years. Gastroenterology 107: 3-11

Lichtiger S (1990) Cyclosporine therapy in inflammatory bowel disease: open-label experience. Mt Sinai J Med 57: 315-319

Lichtiger S, Present DH (1992) Cyclosporin A in the treatment of severe ulcerative colitis. Gastroenterology 102: A653

Lichtiger S, Present DH, Kornbluth A, Gelernt I, Bauer J, Galler G et al. (1994) Cyclosporine in severe ulcerative colitis refractory to steroid therapy. N Engl J Med 330: 1841-1845

Lichtiger S (2001) Cyclosporine in the treatment of severe, refractory ulcerative colitis. What have we learned in 15 years? Gastroenterology 120: G3176

Lobo AJ, Juby LD, Smith AH, Foster PN, Rothwell J, Poole TW et al. (1993) Effect of oral cyclosporin on renal function in Crohn`s disease. Dig Dis Sci 38: 1624-1630

Lowry PW, Weaver AL, Tremaine WJ, Sandborn WJ (1999) Combination therapy with oral tacrolimus (FK506) and azathioprine or 6-mercaptopurine for treatment-refractory Crohn´s disease perianal fistulae. Inflamm Bow Dis 5: 239-245

Mahadevan U, Kornbluth AA, Goldstein E, George J, Lichtiger S (1997) Is cyclosporine (CS) induced nephrotoxicity permanent or progressive in patients with inflammatory bowel disease. Gastroenterology 112: A1030

Moum B, Ekbom A, Vatn MH, Aadland E, Sauar J, Lygren I et al. (1997) Clinical course during the 1st year after diagnosis in ulcerative colitis and Crohn`s disease. Scand J Gastroenterol 32: 1005-1012

Munkholm P, Langholz E, Davidsen M, Binder V (1994) Frequency of glucocorticoid resistance and dependency in Crohn`s disease. Gut 35: 360-362

Present DH, Lichtiger S (1994) Efficacy of cyclosporine in treatment of fistula of Crohn´s disease. Dig Dis Sci 39: 374-380

Prokupek DA, Kashyap PK, Targan SR, Plevy SE, Choi PM (1994) Cyclosporin in the treatment of refractory UC: clinical determinants of a successful outcome at 6 months. Gastroenterology 106: A756

Quan VA, Saunders BP, Hicks BH, Sladen GE (1997) Cyclosporin treatment for ulcerative colitis complicated by fatal Pneumocystis carinii pneumonia. Br Med J 314: 363-364

Ramakrishna J, Langhans N, Calenda K, Grand RJ, Verhave M (1994) Combined use of cyclosporine A (CSA) and azathioprine (AZA) in pediatric inflammatory bowel disease (IBD). Gastroenterology 106: A23

Ramakrishna J, Langhans N, Calenda K, Grand RJ, Verhave M (1996) Combined use of cyclosporine and azathioprine or 6-mercaptopurine in pediatric inflammatory bowel disease. J Pediatr Gastroenterol Nutr 22: 296-302

Reimund JM, Duclos B, Baumann R (1997) Treatment with cyclosporine of severe colitis in hemorrhagic rectocolitis. Apropos of 7 cases. Ann Med Interne Paris 148: 527-529

Reinisch W, Gasche C, Wyatt J, Moser G, Lochs H, Vogelsang H et al. (1995) Steroid dependency in Crohn's disease. Lancet 345: 859

Rosselli M, Casa A, Oliva L, Orlando A, Cottone M (1996) Treatment of acute steroid-resistant ulcerative colitis with continous venous infusion of cyclosporine. Recenti Prog Med 87: 416-421

Sandborn WJ, Goldman DH, Lawson GM, Perrault J (1992) Measurement of colonic tissue cyclosporine concentration in children with severe ulcerative colitis. J Pediatr Gastroenterol Nutr 15: 125-129

Sandborn WJ, Tremaine WJ, Schroeder KW, Steiner BL, Batts KP, Lawson GM (1993) Cyclosporine enemas for treatment-resistant, mildly to moderately active, left-sided ulcerative colitis. Am J Gastroenterol 88: 640-645

Sandborn WJ, Tremaine WJ, Schroeder KW, Batts KP, Lawson GM, Steiner BL et al. (1994) A placebo-controlled trial of cyclosporine enemas for mildly to moderately active left-sided ulcerative colitis. Gastroenterology 106: 1429-1435

Santos JV, Baudet JA, Casellas FJ, Guarner LA, Vilaseca JM, Malagelada JRB (1995) Intavenous cyclosporine for steroid-refractory attacks of Crohn`s disease. J Clin Gastroenterol 20: 207-210

Sandborn WJ (1996) A review of immune modifier therapy for inflammatory bowel disease: azathioprine, 6-mercaptopurine, cyclosporine, and methotrexate. Am J Gastroenterol 91: 423-433

Scalzini A, Barni C, Stellini R, Sueri L (1995) Fatal invasive aspergillosis during cyclosporine and steroid treatment for Crohn`s disease. Dig Dis Sci 40: 538

Shelly ED, Shelly WB (1988) Cyclosporine therapy for pyoderma gangrenosum associated with sclerosing cholangitis and ulcerative colitis. J Am Acad Derm 18: 1084-1088

Stack WA, Long RG, Hawkey CJ (1998) Short- and long-term outcome of patients treated with cyclosporin for severe acute ulcerative colitis. Aliment Pharmacol Ther 12: 973-978

Stange EF, Fleig WE, Rehklau E, Ditschuneit H (1989) Cyclosporin A treatment in inflammatory bowel disease. Dig Dis Sci 34: 1387-1392

Stange EF, Modigliani R, Pena AS (1995) European trial of cyclosporin in chronic active Crohn`s disease: a 12 month study. Gastroenterology 109: 774-782

Stephens J, Goldstein R, Crippin J, Husberg B, Holman M, Gonwa TA et al. (1993) Effects of orthotopic liver transplantation and immunosuppression on inflammatory bowel disease in primary sclerosing cholangitis patients. Transplant Proc 25: 1122-1123

Svanoni F, Bonassi U, Bagnolo F, Caporuscio S (1998) Effectiveness of cyclosporine A (CsA) in the treatment of active refractory ulcerative colitis. Gastroenterology 114: A1096

Symon Z, Stalnikowich R, Eliakim R, Ackerman Z, Rachmilewitz D (1997) Cyclosporin for severe ulcerative colitis. Harefuah 132: 77-80

Travis SPL, Farrant JM, Ricketts C, Nolan DJ, Mortensen NM, Kettlewell MGW et al. (1996) Predicting outcome in severe ulcerative colitis. Gut 38: 905-910

Treem WR, Cohen J, Davis PM, Justinich CJ, Hyams JS (1995) Cyclosporine for the treatment of fulminant ulcerative colitis in children. Immediate response, long-term results, and impact on surgery. Dis Colon Rectum 38: 474-479

Treem WR, Davis PM, Hyams JS (1991) Cyclosporine treatment of severe ulcerative colitis in children. J Pediatr 119: 994-997

Treem WR, Veligati LN, Rotter JI, Targan SR, Hyams JS (1993) Ulcerative colitis and total alopecia in a mother and her son. Gastroenterology 104: 1187-1191

Tsadok JM, O`Brien JJ (1994) Intravenous cyclosporine (CYA) in the therapy of severe active ulcerative colitis. Gastroenterology 106: A786

Taylor AC, Connell WR, Elliott R, d`Apice AJ (1998) Oral cyclosporin in refractory inflammatory bowel disease. Aust N Z J Med 28: 179-183

Van Bodegraven AA, Linskens RK, van Haelst IM, Sindram JW, Tuynman HA (1998) Addition of low-dose oral cyclosporine in severe ulcerative colitis – pharmacokinetics and clinical outcome report of twelve cases. J Clin Gastroenterol 27: 72-73

Van Gossum A, Schmit A, Adler M, Chioccioli C, Fiasse R, Louwagie P et al. (1997) Short- and long-term efficacy of cyclosporin administration in patients with acute severe ulcerative colitis. Belgian IBD group. Acta Gastroenterol Belg 60: 197-200

Wenzl HH, Petritsch W, Aichbichler BW, Hinterleitner TA, Fleischmann G, Krejs GJ (1998) Short-term efficacy and long-term outcome of cyclosporine treatment in patients with severe ulcerative colitis. Z Gastroenterol 36: 287-293

Wenzl HH, Petritsch W, Reicht G, Eherer A, Krejs GJ (1994) Cyclosporin for the treatment of severe ulcerative colitis. Z Gastroenterol 32: 137-140
Winter TA, Dalton HR, Merrett MN, Campbell A, Jewell DP (1993) Cyclosporin A retention enemas in refractory distal ulcerative colitis and „pouchitis". Scand J Gastroenterol 28: 701-704

KAPITEL 11

Methotrexat als Therapiestrategie bei chronisch entzündlichen Darmerkrankungen

M.N. GÖKE

Die Behandlung der Patienten mit chronisch entzündlichen Darmerkrankungen (CED), die einen steroidabhängigen oder steroidrefraktären chronisch aktiven Verlauf zeigen, stellen den behandelnden Arzt sowohl hinsichtlich der Induktion einer Remission als auch hinsichtlich des Remissionserhaltes vor anspruchsvolle Therapieentscheidungen. In den letzten Jahren mehren sich therapeutische Angebote, wobei sich der in der Tumortherapie bekannte Antimetabolit Methotrexat (MTX) in einer im Vergleich zu onkologischen Dosen niedrigen Anwendungsdosis in der Behandlung des Morbus Crohn (MC) einen Platz zu sichern scheint. In dieser Zusammenfassung sollen neben der Pharmakologie von MTX die wichtigen Studien zur Methotrexattherapie bei CED dargestellt werden; diese wurden initiiert als Antwort auf den erfolgreichen Einsatz von MTX bei chronisch entzündlichen Erkrankungen wie rheumatoider Arthritis und schwerem Verlauf einer Psoriasis.

Pharmakologie

MTX ist ein Folsäureantagonist, der sich chemisch kaum von Dihydrofolsäure (DHF) unterscheidet, jedoch eine wesentlich höhere Affinität zu dem Enzym Dihydrofolatreduktase (DHFR) aufweist. Seine Metaboliten blockieren folatabhängige Enzyme distal der DHFR. Damit zählt MTX wie 6-Mercaptopurin zu den bei CED eingesetzten Antimetaboliten, Substanzen, die natürliche Stoffwechselbausteine kompetitiv verdrängen. Als Antidot bei Methotrexatüberdosierungen oder Anzeichen einer Niereninsuffizienz unter MTX-Therapie gilt Folinsäure (Leucovorin), ein bereits vollständig reduziertes Tetrahydrofolatcoenzym, das direkt ohne Beteiligung der DHFR die Rezeptoren in den sich schnell teilenden Zellen des Gastrointestinaltraktepithels und Knochenmark besetzt (Schröder u. Stein 1999).

Pharmakokinetik

MTX kann oral zugeführt oder intramuskulär bzw. intravenös appliziert werden. Oral zugeführtes MTX scheint dabei selbst bei Patienten mit CED und schwerem Dünndarmbefall oder nach Resektion gut absorbiert zu werden (Moshkowitz et al. 1997). Allerdings wird über eine signifikante interindividuelle Variabilität der Absorption berichtet, was die parenterale Gabe besser steuerbar erscheinen lässt (Egan u. Sandborn 1996; Kozarek 1996). Die verabreichten Dosen bei CED liegen mit 7,5-15 (-25) mg MTX/ Woche (MTX-Niedrigdosistherapie) deutlich unter denen in der Tumortherapie üblichen Dosen von 40-80 mg MTX/m^2 Körperoberfläche (MTX-Hochdosistherapie).

Im Blut wird MTX zu mindestens 50% an Plasmaproteine gebunden. Das freie MTX wird als „prodrug" durch erleichterte Diffusion und durch Folsäuretransporter in die Zelle geschleust (v. a. Leber, Niere und Darm) und dort durch Folylglutamylsynthetasen in Polyglutamate umgewandelt (Schröder u. Stein 1999). MTX-Polyglutamat und 7-Hydroxy-MTX-Polyglutamat reichern sich intrazellulär als aktive Wirkmetabolite an, die auch nach Absetzen des Medikamentes aufgrund ihrer verminderten Permeabilität und dadurch bedingten intrazellulären Akkumulation noch Nebenwirkungen hervorrufen können. Weniger als 5% des freien MTX werden in der Darmepithelzelle inaktiviert, die Ausscheidung von MTX erfolgt renal durch glomeruläre Filtration und aktive Sekretion, sodass innerhalb eines Tages mehr als 90% der freien Substanz ausgeschieden werden (Egan et al. 1999a). Naturgemäß wird die Toxizität von MTX erhöht, wenn die renale MTX-Clearance durch andere organische Säuren wie Aminosalicylsäure und andere nichtsteroidale Antiphlogistika vermindert wird.

Wirkprofil

Die metabolischen Effekte von MTX werden durch Blockierung verschiedener Enzymsysteme ausgelöst. Dabei sind die unter Hochdosistherapie beobachteten zytotoxischen und antiproliferativen Eigenschaften des MTX auf die Blockierung der DHFR und nachgeschalteter folatabhängiger Enzyme durch die MTX-Polyglutamate zurückzuführen, wodurch die De-novo-Synthese von Purin und Pyrimidinen, die Bildung von Polyaminen und die Methylierung von Nukleinsäuren, Phospholipiden und Proteinen behindert wird (Schröder u. Stein 1999). Unter einer Niedrigdosistherapie wirkt MTX als immunmodulatorische Substanz mit hoher antiinflammatorischer Potenz, zeigt jedoch kaum zytotoxische Effekte. Ursächlich für die Immunmodulation soll die extrazelluläre Freisetzung von Adenosin sein – verursacht durch die intrazelluläre Akkumulation von 5-Aminoimidazol-4-carboxamid-Ribonukleotid (AICAR), dessen Konversion zu Formyl-AICAR aufgrund der Hemmung der AICAR-Transformylase durch MTX-Polyglutamate verhindert wird (Schröder u. Stein 2002). Als Ausdruck der antiinflammatorischen bzw. immunmodulatorischen Wirkung des MTX lassen sich ein verändertes Zytokinprofil (Blockade des IL-1-Rezeptors mit verminderter IL-1-Wirkung, erhöhte Serumkonzentration von IL-2, erniedrigte Serumkonzentrationen von IL-6 und IL-8, verminderte Bildung von TNF-α), eine verminderte Chemotaxis polymorphkerniger Neutrophiler, ein verminderter Arachidonsäurestoffwechsel mit erniedrigter Leukotrien-B$_4$-Produktion sowie eine reduzierte Bildung von Superoxiden nachweisen (Cronstein et al. 1991; Kremer 1994; Leroux et al. 1992) – Effekte, die durch Bindung von Adenosin an vier Rezeptorsubtypen an den Zielzellen (Neutrophile, Makrophagen und Monozyten sowie Endothelzellen) vermittelt zu sein scheinen (Bouma et al. 1994; Sajjadi et al. 1996; Cronstein et al. 1991; Schröder u. Stein 2002). Ob die in Tiermodellen nachgewiesene Erhöhung von extrazellulärem Adenosin auch im humanen System die antiinflammatorischen Effekte unter einer Lowdose-MTX-Gabe vermittelt, ist hingegen noch Gegenstand von Kontroversen (Egan et al. 1999b).

Nebenwirkungen

An Nebenwirkungen unter einer Niedrigdosis-MTX-Therapie (s. folgende Übersicht) werden häufig gastrointestinale Symptome wie Übelkeit, Erbrechen und Durchfälle geklagt, die allerdings nur in ca. 5% der Fälle zum Therapieabbruch zwingen. Die parenterale MTX-Gabe verringert wohl etwas die gastrointestinalen Nebenwirkungen, nicht jedoch Probleme wie passagere Alopezie, Stomatitis oder ein Hautexanthem. Bei Patienten mit rheumatoider Arthritis konnte durch Folsäuresupplementierung (1 mg/Tag) die Rate der unter Low-dose-MTX auftretenden gastrointestinalen Nebenwirkungen und der Stomatitis ohne Wirkungsverlust des Medikamentes gesenkt werden (Morgan et al. 1994). In einer retrospektiven Studie an 623 Patienten mit rheumatoider Arthritis, arterieller Hypertonie und/oder Angiosklerose zeigten die mit Low-dose-MTX be-

handelten Patienten ein 3,4fach erhöhtes Risiko, während des Nach-
beobachtungszeitraumes zu versterben (Landewe et al. 2000). Da die
Mortalitätserhöhung in dieser Konstellation hypothetisch in dem MTX-
induzierten Anstieg des Homozysteinspiegels seine Begründung findet,
empfiehlt sich auch deshalb eine Folsäuresupplementierung, besonders
bei vorbestehender kardiovaskulärer Erkrankung. Kozarek empfiehlt
generell unter Low-dose-MTX-Therapie eine begleitende Folsäuregabe
(Kozarek 1996).

MTX-Nebenwirkungen

▶ Übelkeit, Erbrechen, Diarrhö, Kopfschmerzen (häufig)
▶ Hämatopoese: Leukopenie (Infektionsrisiko), Thrombopenie
▶ Leber: Tansaminasenerhöhung, Fettleber, Leberfibrose/-zirrhose
▶ Lunge: Pneumonie, selten: Hypersensitivitätspneumonitis,
  interstitielle Fibrose
▶ Epithel: Stomatitis, Haarausfall, Urtikaria, Photosensibilität,
  Lyell-Syndrom, leukozytoklastische Vaskulitis
▶ Teratogenität

Eine Knochenmarksuppression als Ausdruck einer Zytotoxizität von MTX
ist auch unter einer Niedrigdosistherapie ein nicht auszuschließender, jedoch selten beobachteter Nebeneffekt. So wurde eine Leukopenie (<3,0/nl)
in einer Metaanalyse mit insgesamt 345 MTX-behandelten Patienten in
nur drei Fällen (in einer von neun Studien) beobachtet; allerdings handelte es sich nur in zwei Studien um einen Beobachtungszeitraum von mehr
als einem Jahr. Empfohlen wird deshalb die Kontrolle des Blutbildes in
dreimonatigen Abständen (Cunliffe u. Scott 2002). Bei der Einzelbeobach-
tung einer fatal verlaufenden Knochenmarksaplasie nach der ersten MTX-
Injektion bei einer MC-Patientin könnte es sich um eine Idiosynkrasie gehandelt haben (Bellaiche et al. 1999).

MTX wirkt selbst nicht nephrotoxisch, jedoch kann bei eingeschränk-
ter Nierenfunktion eine Dosisanpassung erforderlich sein. Die Messung
von MTX-Metaboliten hat sich jedoch bisher nicht als hilfreich erwiesen
(Egan et al. 1999). Kontraindiziert ist die gleichzeitige Gabe von Trime-
thoprim-Sulfamethoxazol unter einer MTX-Therapie.

Hauptproblem der Langzeitbehandlung mit MTX ist die Entwicklung
einer Leberfibrose/-zirrhose. Erhöhte Leberenzyme können Hinweis dar-

auf geben, doch schließen auch normale Serumtransaminasekonzentrationen eine MTX-bedingte Leberschädigung nicht aus. Von 306 mit MTX behandelten Patienten mit CED zeigten 18 eine (meist transiente) Erhöhung der Serumtransaminasen nach 16 Wochen (Cunliffe u. Scott 2002). Eine Studie aus Chicago/USA untersuchte 20 Patienten mit CED und kumulativen MTX-Dosen zwischen 1500 und 5410 mg (im Mittel 2633 mg) bioptisch auf eine toxische Leberschädigung. Dabei wiesen zwar 19 Patienten histologisch Leberveränderungen auf, jedoch litt nur ein Patient an einer Leberfibrose (Grad III B nach Roenigk); diese wurde allerdings durch eine Anzeige pathologischer laborchemischer Leberwerte (bei 30% der Patienten erhöht) nicht erfasst (Te et al. 2000). Das Risiko einer Leberschädigung scheint auch durch die zugrunde liegende Erkrankung beeinflusst zu werden. So wird die statistische Wahrscheinlichkeit einer MTX-induzierten Leberschädigung bei Psoriasis mit 7-10% unter einer kumulativen MTX-Dosis von 1,7-2,2 g angegeben (Nyfors u. Poulsen 1976; Zachariae et al. 1980), bei der rheumatoiden Arthritis hingegen nur mit <1% (Kremer et al. 1994). Patienten mit erhöhtem Risiko für Leberschädigung wie Alkoholkranke, Diabetiker, stark Übergewichtige oder Patienten mit vorbestehenden pathologischen Leberenzymen sollten MTX deshalb nicht erhalten. Ansonsten wird nach prätherapeutischer Messung der Leberwerte eine Kontrolle in dreimonatigen Abständen und bei pathologischem Ausfall in monatlichen Abständen empfohlen. Sollten dreifache Kontrollen einen kontinuierlichen Anstieg der Transaminasen oder hohe Werte (>120 U/l) zeigen, muss die Therapie abgesetzt oder eine Leberbiopsie durchgeführt werden. Eine Leberbiopsie sollte schließlich bei jedem Patienten diskutiert werden, der >1,5 g MTX an Kumulativdosis erhalten hat und/oder länger als zwei Jahre in Behandlung steht (Cunliffe u. Scott 2002).

Eine seltene, aber durchaus lebensbedrohliche Komplikation stellt die MTX-bedingte Hypersensitivitätspneumonitis mit diffuser interstitieller Lungenfibrose dar. Die Prävalenz wurde bei MTX-behandelten Patienten mit chronischer Polyarthritis auf 0,3-11,6% geschätzt (Barrera et al. 1994). Ein schleichender Beginn mit unproduktivem Husten, Fieber und Schwäche setzt sich fort in Dyspnoe und Hypoxämie, die je nach Ausmaß eine Beatmungspflichtigkeit begründet. Zur Diagnosestellung sind die von zwei unabhängigen Arbeitsgruppen etablierten Diagnosekriterien nach Searles und McKendry (1987) bzw. nach Carson und Mitarbeitern hilfreich (1987). Klinisch abgegrenzt werden muss die Pneumonitis von einer akuten Pneumonie, die aufgrund der allgemein erhöhten Infektanfälligkeit, einschließlich gegenüber opportunistischen Keimen wie Herpes zoster und Pneumocystis carinii, wesentlich häufiger zu beobachten ist.

Aufgrund der Teratogenität von MTX sollte dieses mindestens sechs Monate vor geplanter Konzeption und Schwangerschaft abgesetzt werden. Da MTX in die Muttermilch übergeht, ist Stillen unter MTX-Gabe kontraindiziert.

Das Risiko einer malignen Tumorerkrankung als Komplikation einer MTX-Therapie scheint gering zu sein (Kanik u. Cash 1997), zumal MTX nicht mit Nukleinsäuren reagiert bzw. in selbige eingebaut wird.

Studien zur Anwendung von MTX bei chronisch entzündlichen Darmerkrankungen

Der chronisch aktive Verlauf einer CED mit Steroidabhängigkeit oder steroidrefraktärem Verhalten (56% aller CED-Patienten) begründet die Suche nach sicheren und effektiven Therapeutika mit Langzeitwirkung, die eine Dauertherapie mit Steroiden und operative Eingriffe vermeiden helfen. Die First-line-Therapie mit Azathioprin/6-Mercaptopurin als immunmodulatorische Substanzen kann zwar eine Remission induzieren und erhalten, doch sind ca. 20% der Patienten resistent gegen Thiopurine oder vertragen sie nicht.

Nach Synthese von MTX in den 40er-Jahren durch die Arbeitsgruppe von Seeger (Smith et al. 1948), initialer Anwendung bei Leukämie im Kindesalter 1953 und vielseitiger Anwendung in der Tumortherapie führte die Erforschung der immunmodulatorischen und antiinflammatorischen Eigenschaften von MTX zum klinischen Einsatz bei schwerer Psoriasis und rheumatoider Arthritis.

Das Interesse an MTX als möglichem Therapeutikum bei CED wurde entfacht durch die von Kozarek und Mitarbeitern 1989 veröffentlichte Pilotstudie, nach der eine 12-wöchige intramuskuläre Gabe von 25 mg MTX/Woche bei fünf der sieben untersuchten Patienten mit chronisch-aktiver Colitis ulcerosa (CU) und bei 11 der 14 untersuchten Patienten mit chronisch aktivem MC zu einer klinischen Befundbesserung führte (Ulcerative Colitis Activity Index von 13,3 auf 6,3; Modified Crohn's Disease Activity Index von 13,3 auf 5,5). Einer von sieben CU-Patienten und drei von 14 MC-Patienten konnten komplett auf Steroide verzichten, insgesamt zeichnete sich bei den meisten Patienten ein deutlicher steroideinsparender Effekt ab.

Baron et al. (1993) behandelten Patienten mit steroidrefraktärer oder steroidabhängiger CED 18 Wochen lang mit oral verabreichtem MTX in wöchentlich steigender Dosierung bis max. 15 mg MTX/Woche. Zwei der insgesamt 10 MC-Patienten konnten auf Steroide verzichten, vier Patienten zeigten ein partielles Ansprechen (Prednisondosis <7,5 mg/Tag); von den acht Patienten mit CU zeigten nur drei ein partielles Ansprechen.

Anschließend doppelblind durchgeführte randomisierte und plazebokontrollierte Studien prüften hauptsächlich die Effektivität von MTX zur Remissionsinduktion bei aktivem MC. Die 141 MC-Patienten einschließende, 1995 in Federführung von Feagan veröffentlichte Studie der North American Crohn's Study Group Investigators berichtete über eine erzielte Remission bei 37 von 94 (39%) der mit 25 mg intramuskulärem MTX behandelten Patienten gegenüber 9 von 47 (19%) mit Plazebo behandelten Patienten (Oren et al. 1996, Abb. 11.1). Zusätzlich verbrauchte die MTX-Gruppe weniger Prednison und hatte niedrigere CDAI-Werte (162 vs. 204). Allerdings brachen 17% der MTX-Patienten die 16 Wochen dauernde Studie wegen Nebenwirkungen (v. a. asymptomatische Erhöhung der Aminotransferasen i. S. oder Übelkeit) ab.

Eine kleine Studie von Arora und Mitarbeitern (1999) beschieb nur einen (statistisch nicht signifikanten) Trend zur Reduktion klinischer Aktivitätsschübe der MTX-behandelten Patienten im Vergleich zu den mit Plazebo behandelten Patienten (46% vs. 80%), allerdings auf Kosten einer deutlich höheren Nebenwirkungsrate (23% vs. 0%).

In der größeren israelischen Studie von Oren und Mitarbeitern (1997) zeigte der Vergleich der Effekte von 12,5 mg oralem MTX/Woche, 50 mg

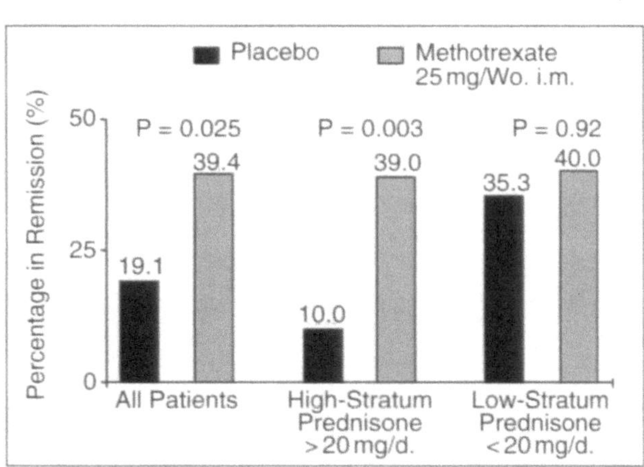

Abb. 11.1. MTX zur Remissionsinduktion bei Morbus Crohn

6-Mercaptopurin/Tag oder Plazebo bei Patienten mit chronisch aktivem MC keine signifikanten Unterschiede im Hinblick auf Remissionsinduktion, Auftreten von Rezidiven, mittlerem Harvey-Bradshaw-Index sowie monatlicher Steroiddosis.

Die Potenz von MTX zum Erhalt der Remission wurde überzeugend durch die randomisierte plazebokontrollierte Studie der North American Crohn's Study Group Investigators, erneut unter Federführung von Feagan, belegt. Nach Induktion einer Remission durch 25 mg MTX/Woche i.m. erhielten die 76 Patienten 40 Wochen lang MTX (15 mg i.m./Woche) oder Plazebo. Remissionserhalt gelang bei 65% der 40 mit MTX therapierten Patienten, hingegen nur bei 39% der 36 mit Plazebo behandelten Patienten (Searles u. McKendry 1987, Abb. 11.2). Auch benötigten weniger MTX-Patienten Steroide beim Auftreten von Rezidiven (28% vs. 58% bei Patienten unter Plazebo). Unter einer Erhöhung der MTX-Dosis auf 25 mg MTX i.m./Woche gelang die erneute Remissionsinduktion nach eingetretenem Rezidiv, dies gelang nur bei 14% der plazebobehandelten Patienten. Einschränkend muss angemerkt werden, dass diese MTX-Effekte bezüglich des Remissionserhalts bei Patienten beobachtet wurden, die zuvor mit MTX in die Remission gebracht werden konnten.

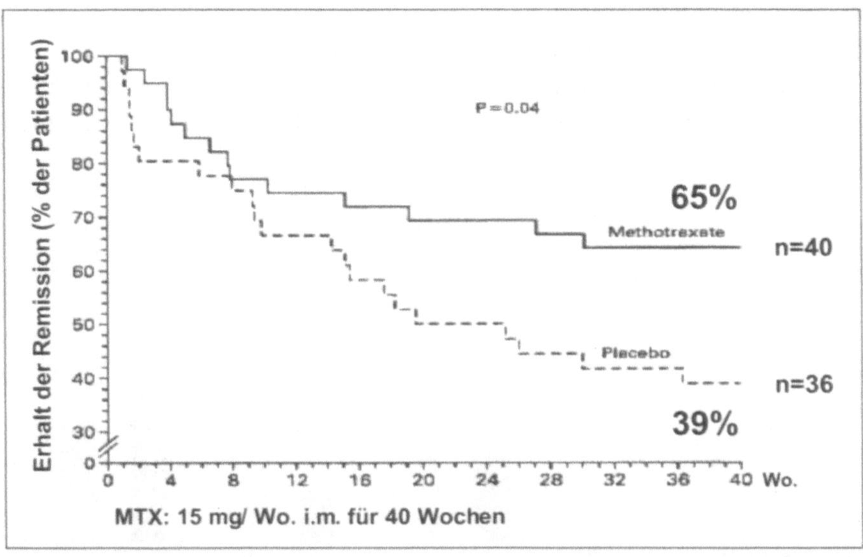

Abb. 11.2. MTX zum Remissionserhalt bei Morbus Crohn (nach Induktion der Remission durch MTX 25 mg/Wo. i.m.)

Die übrigen in den letzten Jahren veröffentlichten Studien basierten überwiegend auf retrospektiv erhobenen Daten. In der französischen Studie von Lémann und Mitarbeitern gelang eine Remissionsinduktion durch sechsmonatige Gabe von 25 mg MTX/Woche i.m. bei 41 von 49 behandelten Patienten (Lémann et al. 2000). Diese 41 Patienten in Remission wurden weiterhin mit maximal 25 mg MTX/Woche behandelt: Nach 1, 2 und 3 Jahren waren noch 70%, 59% und 52% der Patienten in Remission. Allerdings klagten fast 50% der Patienten über Nebenwirkungen; nur in 10% zwangen diese jedoch zum Therapieabbruch.

Nach der retrospektiven Analyse von Vandeputte und Mitarbeitern scheint die Induktion einer Remission durch Methotrexat besser zu gelingen als seine Wirkung zum Remissionserhalt. So gelang zwar bei 14 der 20 Patienten (70%) mit steroidabhängigem MC und Azathioprinresistenz oder -unverträglichkeit nach 12 Wochen die Induktion einer Remission, der Remissionserhalt gelang jedoch nur bei 9/14 (64%) nach sechs Monaten, 6/11 nach neun Monaten (55%) und 3/9 nach 12 Monaten (33%). Insgesamt konnte in 85% der Fälle die Glukokortikoiddosis reduziert, in 60% der Fälle konnte die Steroidtherapie nach sechs Monaten beendet werden (Vandeputte et al. 1999).

Chong und Mitarbeiter (2001) beobachteten retrospektiv 76 MC-Patienten, die auf verschiedenen Applikationswegen MTX in einer mittleren Dosis von 20 mg/Woche erhielten. 63% der Patienten zeigten eine klinische Besserung (gemäß Eigenangaben) nach durchschnittlich neun Wochen, 37% kamen in Remission nach durchschnittlich 22 Wochen und blieben im Mittel 59 Wochen in Remission. Die parenterale Applikation bot die größten Chancen des Remissionserhaltes (46%), die Prednisontherapie konnte in 78% reduziert, in 40% beendet werden (Chong et al. 2001).

Fraser und Mitarbeiter wählten retrospektiv 78 Patienten (48 MC, 22 CU) aus, von denen 55 (62%) länger als drei Monate an der Studie teilnahmen. Von diesen 55 kamen 34 unter einer mittleren MTX-Dosis von 20 mg/Woche in Remission; unter fortgesetzter MTX-Gabe waren nach 12 Monaten noch 90%, nach 24 Monaten noch 73% und nach 36 Monaten noch 51% in Remission (Egan u. Sandborn 1996). Wurde hingegen die MTX-Therapie nach Remissionsinduktion abgesetzt, verblieben nur 42%, 21% und 16% über 6, 12 und 18 Monate in Remission. Die Behandlung zeigte interessanterweise gleiche Effektivität bei MC und CU (Egan u. Sandborn 1996).

Über den Einsatz von MTX bei CU gibt es nur wenige publizierte Daten, die angesichts kleiner Fallzahlen und stark schwankender Studienbedingungen keine therapeutischen Empfehlungen ermöglicht. In der einzigen randomisierten, plazebokontrollierten Doppelblindstudie für MTX bei CU-Patienten von Oren und Mitarbeitern wurden 67 Patienten ausgewählt, von denen 48 mindestens neun Monate lang an der Studie teilnahmen (Oren et al. 1996). Dabei zeigten sich keine signifikanten Unterschiede im Hinblick auf Remissionsinduktion und -erhalt zwischen den 25 plazebobehandelten und den 23 MTX-behandelten Patienten (12,5 mg MTX oral wöchentlich).

Zusammenfassung und Ausblick

Zusammenfassend lässt sich aus den Studien ein klarer therapeutischer Effekt von Methotrexat bei MC erkennen. Gelingt die Induktion einer Remission mit Methotrexat, so ist auch ein Erhalt mit dieser Substanz beim behandelten Patienten zumindest für ein Jahr sehr wahrscheinlich. Für die CU liegen überzeugende Daten in dieser Hinsicht bisher nicht vor.

Allerdings bleiben bezüglich der Therapie des MTX zahlreiche Fragen noch offen:

- Welche MC-Patientensubgruppe profitiert von der MTX-Gabe? Kann diese Gruppe prätherapeutisch durch bestimmte klinische (z. B. Vienna-Klassifikation), endoskopische oder genetische Merkmale erfasst werden?
- Welches ist die optimale Applikationsform? Hier fehlen vergleichende Studien zur Effektivität der MTX-Gabe bei oraler vs. parenteraler (i.m. oder i.v., ggf. s.c.) Applikation. Ferner ergibt sich die Frage nach der minimalen effektiven Wirkdosis für Remissionsinduktion (<25 mg/Woche?) und -erhalt (<15 mg/Woche?).
- Wie lange kann MTX zum Remissionserhalt mit genügender Sicherheit angewandt werden?
- Welches Therapeutikum kann das Rezidiv nach Absetzen von MTX verhindern? Auffallend ist das rasche Auftreten von Rezidiven nach Absetzen von MTX. Hier stellt sich die Frage nach der Begleit- oder anschließenden Therapie. So wurde bei der chronischen Polyarthritis ein synergistischer Effekt einer Infliximab-Therapie in Kombination mit niedrig dosiertem MTX beobachtet (Lipsky et al. 2000; Maini et al. 1999).
- Wie ist die Effektivität von MTX im Vergleich zu den Thiopurin-Präparaten?
- Ist MTX wirksam bei MC-assoziierten Fisteln?

So bleiben momentan noch viele zu beantwortende Fragen offen, was nicht den Blick auf eine Substanz verdüstern soll, die für manche Patienten das Problem der Steroidabhängigkeit oder -resistenz mindern kann.

Literatur

Arora S, Katkov W, Cooley J, Kemp JA, Johnston DE, Schapiro RH, Podolsky D (1999) Methotrexate in Crohn's disease: results of a randomized, double-blind, placebo-controlled trial. Hepatogastroenterology 46: 1724-1729

Baron TH, Truss CD, Elson CO (1993) Low-dose oral methotrexate in refractory inflammatory bowel disease. Dig Dis Sci 38: 1851-1856

Barrera P, Laan RFJM, van Riel PLCM, Dekhuijzen PNR, Boerbooms AMT, Van de Putte LBA (1994) Methotrexate-related pulmonary complications in rheumatoid arthritis. Ann Rheum Dis 53: 434-439

Bellaiche G, Maisonneuve L, Nouts A, Ley G, Slama JL (1999) Fatal bone marrow aplasia after the 1st injection of methotrexate in a woman with Crohn's disease. Gastroenterol Clin Biol 23: 1102-1103

Bouma MG, Stad RK, van den Wildenberg FA, Buurman WA (1994) Differential regulatory effects of adenosine on cytokine release by activated human monocytes. J Immunol 153: 4159-4168

Carson CW, Cannon GW, Egger MJ, Ward JR, Clegg DO (1987) Pulmonary disease during the treatment of rheumatoid arthritis with low dose pulse methotrexate. Semin Arthritis Rheum 16: 186-195

Chong RY, Hanauer SB, Cohen RD (2001) Efficacy of parenteral methotrexate in refractory Crohn's disease. Aliment Pharmacol Ther 15: 35-44

Cronstein BA, Eberle MA, Gruber HE, Levin RI (1991) Methotrexate inhibits neutrophil function by stimulating adenosine release from connective tissue cells. Proc Natl Acad Sci USA 88: 2441-2445

Cronstein BN, Levin RI, Philips M, Hirschhorn R, Abramson SB, Weissmann G (1992) Neutrophil adherence to endothelium is enhanced via adenosine A1 receptors and inhibited via adenosine A2 receptors. J Immunol 148: 2201-2206

Cunliffe RN, Scott BB (2002) Review article: monitoring for drug side-effects in inflammatory bowel disease. Aliment Pharmacol Ther 16: 647-662

Egan LJ, Sandborn WJ (1996) Methotrexate for inflammatory bowel disease: pharmacology and preliminary results. Mayo Clin Proc 71: 69-80

Egan LJ, Sandborn WJ, Mays DC, Tremaine WJ, Fauq AH, Lipsky JJ (1999a) Systemic and intestinal pharmacokinetics of methotrexate in patients with inflammatory bowel disease. Clin Pharmacol Ther 65: 29-39

Egan LJ, Sandborn WJ, Mays DC, Tremaine WJ, Lipsky JJ (1999b) Plasma and rectal adenosine in inflammatory bowel disease: effect of methotrexate. Imflamm Bowel Dis 5: 167-173

Egan LJ, Sandborn WJ, Tremaine WJ, Leighton JA, Mays DC, Pike MG, Zinsmeister AR, Lipsky JJ (1999c) A randomized dose-response and pharmacokinetic study of methotrexate for refractory inflammatory Crohn's disease and ulcerative colitis. Aliment Pharmacol Ther 13: 1597-1604

Feagan BG, Rochon J, Fedorak RN et al. (1995) Methotrexate for the treatment of Crohn's disease. The North American Crohn's Study Group Investigators. N Engl J Med 332: 292-297

Feagan BG, Fedorak RN, Irvine EJ et al. (2000) A comparison of methotrexate with placebo for the maintenance of remission in Crohn's disease. North American Crohn's Study Group Investigators. N Engl J Med 342: 1627-1632

Fraser AG, Morton D, McGovern D, Travis S, Jewell DP (2002) The efficacy of methotrexate for maintaining remission in inflammatory bowel disease. Aliment Pharmacol Ther 16: 693-697

Kanik KS, Cash JM (1997) Does methotrexate increase the risk of infection or malignancy? Rheum Dis Clin North Am 23: 955-967

Kozarek RA, Patterson DJ, Gelfand MD, Botoman VA, Ball TJ, Wilske KR (1989) Methotrexate induces clinical and histologic remission in patients with refractory inflammatory bowel disease. Ann Intern Med 110: 353-356

Kozarek RA (1996) Methotrexate for refractory Crohn´s disease: preliminary answers to definitive questions (editorial). Mayo Clin Proc 71: 104-105

Kremer JM (1994) The mechanism of action of methotrexate in rheumatoid arthritis; the search continues. J Rheumatol 21: 1-5

Kremer JM, Alarcon GS, Lightfoot RW Jr (1994) Methotrexate for rheumatoid arthritis. Suggested guideline for monitoring liver toxicity. Arthritis Rheum 37: 316-328

Landewe RB, van den Borne BE, Breedveld FC, Dijkmans BA (2000) Methotrexate effects in patients with rheumatoid arthritis with cardiovascular comorbidity. Lancet 355: 1616-1617

Lemann M, Zenjari T, Bouhnik Y et al. (2000) Methotrexate in Crohn's disease: long-term efficacy and toxicity. Am J Gastroenterol 95: 1730-1740

Leroux JL, Damon M, Chavis C, Crastes de Paulet A, Blotman F (1992) Effects of a single dose of methotrexate on 5- and 12-lipoxygenase products in patients with rheumatoid arthritis. J Rheumatol 19: 863-866

Lipsky PE, van der Heijde DM, St Clair EW et al. (2000) Anti-Tumor Necrosis Factor Trial in Rheumatoid Arthritis with Concomitant Therapy Study Group. Infliximab and methotrexate in the treatment of rheumatoid arthritis. Anti-Tumor Necrosis Factor Trial in Rheumatoid Arthritis with Concomitant Therapy Study Group. N Engl J Med 343: 1594-1602

Maini R, St Clair EW, Breedveld F et al. (1999) Infliximab (chimeric anti-tumour necrosis factor alpha monoclonal antibody) versus placebo in rheumatoid arthritis patients receiving concomitant methotrexate: a randomised phase III trial. ATTRACT Study Group. Lancet 354: 1932-1939

Morgan SL, Baggott JE, Vaughn WH et al. (1994) Supplementation with folic acid during methotrexate therapy for rheumatoid arthritis. A double-blind, placebo-controlled trial. Ann Intern Med 121: 833-841

Moshkowitz M, Oren R, Tishler M, Konikoff FM, Graff E, Brill S, Yaron M, Gilat T (1997) The absorption of low-dose methotrexate in patients with inflammatory bowel disease. Aliment Pharmacol Ther 11: 569-573

Nyfors A, Poulsen H (1976) Liver biopsies from psoriatics related to methotrexate therapy. 2. Findings before and after methotexate therapy in 88 patients. A blind study. Acta Pathol Microbiol Scand [A] 84: 262-270

Oren R, Arber N, Odes S et al. (1996) Methotrexate in chronic active ulcerative colitis: a double-blind, randomized, Israeli multicenter trial. Gastroenterology 110: 1416-1421

Oren R, Moshkowitz M, Odes S et al. (1997) Methotrexate in chronic active Crohn's disease: a double-blind, randomized, Israeli multicenter trial. Am J Gastroenterol 92: 2203-2209

Sajjadi FG, Takabayashi K, Foster AC, Domingo RC, Firestein GS (1996) Inhibition of TNF-alpha expression by adenosine: role of A3 adenosine receptors. J Immunol 156: 3435-3442

Schröder O, Stein J (1999) Methotrexat in der Therapie gastrointestinaler Erkrankungen. Z Gastroenterol 37: 623-637

Schröder O, Stein J (2002) Low-dose methotrexate in inflammatory bowel disease. Eur J Gastroenterol Hepatol (im Druck)

Searles G, McKendry RJR (1987) Methotrexate pneumonitis in rheumatoid arthritis: potential risk factors. Four case reports and a review of the literature. J Rheumatol 14: 1164-1171

Smith JM Jr, Cosulich DB, Hildquist ME, Seeger DR (1948) The chemistry of certain pteroylglutamic acid antaginists. Trans NY Acad Sci 10: 82-83

Te HS, Schiano TD, Kuan SF, Hanauer SB, Conjevaram HS, Baker AL (2000) Hepatic effects of long-term methotrexate use in the treatment of inflammatory bowel disease. Am J Gastroenterol 95: 3150-3156

Vandeputte L, D'Haens G, Baert F, Rutgeerts P (1999) Methotrexate in refractory Crohn's disease. Inflamm Bowel Dis 5: 11-15

Zachariae H, Kragballe K, Sogaard H (1980) Methotrexate induced liver cirrhosis. Studies including serial liver biopsies during continued treatment. Br J Dermatol 102: 407-412

Therapiealternativen in der Immunsuppression – Mycophenolat-Mofetil und 6-Thioguanin

K. HERRLINGER

Die Indikationen für eine immunsuppressive Therapie chronisch entzündlicher Darmerkrankungen sind klar definiert (Stange et al. 1997, 2001). Es sind dies der steroidabhängige sowie der steroidrefraktäre Krankheitsverlauf des Morbus Crohn und der Colitis ulcerosa.

Anerkannter Goldstandard der Immunsuppression sind das Azathioprin und sein Metabolit 6-Mercaptopurin (Sandborn 1998). Allerdings vertragen bis zu 15% der Patienten die Medikamente wegen intolerabler Nebenwirkungen nicht. Bei ca. 30%, nach einer kürzlich erschienenen Studie sogar bei bis zu 50% (Fraser et al. 2002) der behandelten Patienten erweist sich die Therapie trotz ausreichender Dosierung als unzureichend wirksam. Ein weiterer Nachteil ist der verzögerte Wirkungseintritt, der bis zu sechs Monate auf sich warten lassen kann. Als Therapiealternative bei Unverträglichkeit oder Therapieversagen ist das Methotrexat etabliert, allerdings auch nur mit einer Ansprechrate von etwa 40% (Feagan et al. 1995). Nachteil ist hier weiterhin der relativ schwache remissionserhaltende Effekt mit einer Rückfallquote von ca. 50% innerhalb des ersten Jahres (Feagan et al. 2000; Lemann et al. 1996).

Für die Möglichkeit des Versagens beider Immunsuppressiva stehen derzeit keine weiteren etablierten Therapiealternativen zur Verfügung. Vom Wirkmechanismus stellen zumindest theoretisch das Mycophenolat-Mofetil und der Azathioprinmetabolit 6-Thioguanin interessante Optionen dar.

Mycophenolat-Mofetil

Mycophenolat-Mofetil (MMF) hemmt nichtkompetitiv und reversibel die Inosinmonophosphatdehydrogenase (IMPDH) und führt auf diese Weise zu einer Depletion des Guanosinpools und zu einer selektiven Hemmung der DNA-Synthese in Lymphozyten. Es hat sich als effektiv in der Transplantationsmedizin (Mathew 1998; Sollinger 1995) erwiesen und wird in der Therapie diverser Autoimmunerkrankungen, wie zum Beispiel der des Lupus erythematodes und der Autoimmunhepatitis, eingesetzt. Bei der Toxizität stehen gastrointestinale (Diarrhö, Übelkeit, Erbrechen) und hämatologische (Leukopenie, Anämie) Nebenwirkungen im Vordergrund.

Die Studienlage zum Einsatz von MMF bei chronisch entzündlichen Darmerkrankungen ist widersprüchlich. Fallberichte zeichnen bei unterschiedlichen Behandlungsindikationen ein uneinheitliches Bild. Die Mehrzahl der behandelten Patienten zeigte ein Ansprechen auf die Therapie, eine Remission konnte allerdings nur in Ausnahmefällen erreicht werden. Es existiert je eine azathioprinkontrollierte, nichtverblindete Studie zur Therapie des Morbus Crohn (Neurath et al. 1999) und der Colitis ulcerosa (Steinherz et al. 1998) mit MMF. Bei Morbus Crohn konnte bei mäßiger Krankheitsaktivität (CDAI <300) eine dem Azathioprin entsprechende Wirksamkeit mit einer Remissionsinduktion von 100% nach sechs Monaten gezeigt werden, der Einsatz bei hoher Krankheitsaktivität (CDAI >300) erreichte eine schnellere Remissionsinduktion verglichen mit Azathioprin mit einer Remissionsrate von 80% nach sechs Monaten. Die durch MMF wie auch Azathioprin erreichten Remissionsraten sind im Vergleich zu anderen Studien bemerkenswert hoch, Hauptkritikpunkt an dieser Studie ist die nicht nachvollziehbare Komedikation mit Steroiden.

Bei der Colitis ulcerosa war das MMF dem Azathioprin in der Remissionsinduktion deutlich unterlegen, erreichte nach 12 Monaten jedoch ebenfalls eine Remissionsrate von 90%. Allerdings war auch diese Remissionsrate nur durch gleichzeitige Steroidgabe zu erreichen, nach sechs Monaten erhielten mehr als 80% der Patienten zusätzlich Steroide, nach 12 Monaten waren es immer noch mehr als 60% der Patienten.

In klarem Kontrast zu diesen beiden Studien steht eine unkontrollierte Studie. Die erste prospektive Studie an 24 Patienten konnte bei streng definiertem Steroidreduktionsschema eine Remissionsinduktion nach drei Monaten nur bei 10/24 und eine Remissionserhaltung nach sechs Monaten bei nur 1/24 Patienten erreichen (Fellermann 2000). Die zweite, retrospektiv ausgewertete Studie dokumentierte bei 80% der MMF-behandelten Patienten einen Rückfall innerhalb von 12 Monaten (Miehsler et al. 2001).

Eine ausreichende Wirksamkeit des MMF bei chronisch entzündlichen Darmerkrankungen ist nicht hinreichend belegt und es kann zur Therapie derzeit nicht empfohlen werden.

6-Thioguanin

Das 6-Thioguanin wird in den Azathioprinmetabolismus an einer späteren Stelle eingeschleust und direkt zu den Thioguaninnukleotiden metabolisiert, denen der eigentliche immunsuppressive Effekt der Thiopurine zugeschrieben wird. Dabei wird die Synthese von 6-Methylmercaptopurin (6-MMP) vermieden, das durch Methylierung des 6-Mercaptopurin über die Thiopurin-Methyltransferase (TPMT) entsteht. Das 6-MMP wird entscheidend für die Hepatotoxizität des Azathioprins verantwortlich gemacht (Dubinsky et al. 2000). Durch Verkürzung der Metabolisierungswege wird weiterhin ein, insbesondere im Vergleich zu Azathioprin, schnellerer Wirkeintritt erhofft.

Das 6-Thioguanin (6-TG) ist als Zytostatikum in der pädiatrischen Hämatologie (Lawson et al. 2000; Stange et al. 1997) und in der Behandlung der Psoriasis (Mason u. Krueger 2001; Murphy et al. 1999) erprobt. In der Toxizität entspricht es dem Azathioprin mit unspezifischen gastrointestinalen Beschwerden (Übelkeit, Erbrechen), Kopfschmerzen und Myelosuppression (Thrombopenie und Leukopenie). Weiterhin ist eine erhöhte Hautempfindlichkeit beschrieben. Unklarheit besteht bezüglich der Hepatotoxizität, in der Pädiatrie sind Fälle einer (reversiblen) hepatischen Venenverschlusskrankheit berichtet worden.

Zur Behandlung des Morbus Crohn besteht derzeit eine veröffentlichte Studie an zehn Patienten mit Versagen einer 6-Mercaptopurintherapie und hepatischen oder hämatologischen Nebenwirkungen der Therapie (Dubinsky et al. 2001). Unter einer Behandlung mit einer mittleren Dosis von 50 mg 6-TG erreichten nach 16 Wochen 4/10 der Patienten eine Remission, 3/7 steroidabhängigen oder steroidrefraktären Patienten waren in der Lage, die Steroide komplett auszuschleichen. Unter der Therapie waren deutlich höhere Nukleotidspiegel zu beobachten als unter der konventionellen Azathioprin/6-MP-Therapie. Als Nebenwirkung wird nur ein Fall von leichtem Haarausfall berichtet.

Eine weitere, multizentrische Studie zur Effektivität von 6-TG bei chronisch aktivem Morbus Crohn wurde gerade in Deutschland abgeschlossen und ist zur Zeit noch nicht voll publiziert (Herrlinger et al. 2002). In die Studie wurden 37 Patienten eingeschlossen, 28 Patienten haben die volle Studie mit 24 Wochen Therapie mit 40 mg 6-TG/Tag abgeschlossen. Vierzehn dieser 28 Patienten erreichten eine Remission (50%), bemerkenswerterweise erlangten zehn Patienten die Remission schon nach vier Wochen Therapie. Ein Ansprechen auf die Therapie mit einem Abfall des

CDAI um mehr als 70 Punkte war bei 20/28 Patienten zu beobachten (67%). Auch in dieser Studie werden mit mittleren 6-Thioguaninnukleotidspiegeln (6-TGN) von über 1000 pmol/8×10^8 Erythrozyten deutlich höhere Werte als unter konventioneller Thiopurintherapie gemessen. Interessanterweise unterschieden sich Therapieresponder und Therapieversager nicht in der Höhe der 6-TGN-Spiegel. Dreizehn von 17 eingeschlossenen Patienten mit Azathioprinunverträglichkeit tolerierten 6-Thioguanin. Das Nebenwirkungsspektrum scheint insgesamt dem des Azathioprin zu entsprechen, zusätzlich ist scheinbar unter der Therapie mit 6-Thioguanin eine erhöhte Hautempfindlichkeit mit Phototoxizität zu beobachten.

Zusammenfassend liegen zur Zeit nur unzureichende Daten zur Therapie der chronisch entzündlichen Darmerkrankungen mit 6-Thioguanin vor. Vorliegende Daten lassen jedoch eine Effektivität, vor allem bei azathioprinintoleranten Patienten, mit einem vergleichsweise schnellen Wirkeintritt erhoffen. Langzeitergebnisse aus kontrollierten Studien, insbesondere auch zur Toxizität, sind allerdings dringend erforderlich.

Literatur

Dubinsky MC, Hassard PV, Seidman EG, Kam LY, Abreu MT, Targan SR, Vasiliauskas EA (2001) An open-label pilot study using thioguanine as a therapeutic alternative in Crohn's disease patients resistant to 6-mercaptopurine therapy. Inflamm Bowel Dis 7: 181-189

Dubinsky MC, Lamothe S, Yang HY, Targan SR, Sinnett D, Theoret Y, Seidman EG (2000) Pharmacogenomics and metabolite measurement for 6-mercaptopurine therapy in inflammatory bowel disease. Gastroenterology 118: 705-713

Feagan BG, Fedorak RN, Irvine EJ et al. (2000) A comparison of methotrexate with placebo for the maintenance of remission in Crohn's disease. North American Crohn's Study Group Investigators. N Engl J Med 342: 1627-1632

Feagan BG, Rochon J, Fedorak RN et al. (1995) Methotrexate for the treatment of Crohn's disease. The North American Crohn's Study Group Investigators. N Engl J Med 332: 2927

Fellermann K, Steffen M, Stein J, Raedler A, Hamling J, Ludwig D, Loeschke K, Stange EF (2000) Mycophenolate mofetil: lack of efficacy in chronic active inflammatory bowel disease. Aliment Pharmacol Ther 14: 171-176

Fraser AG, Orchard TR, Jewell DP (2002) The efficacy of azathioprine for the treatment of inflammatory bowel disease: a 30 year review. Gut 50: 485-489

Herrlinger KR, Kreisel W, Schwab M et al. (2002) Open prospective trial an 6-thioguanine for chronic active Crohn's disease. DDW 2002: Abstract

Lawson SE, Harrison G, Richards S, Oakhill A, Stevens R, Eden OB, Darbyshire PJ (2000) The UK experience in treating relapsed childhood acute lymphoblastic leukaemia:

a report an the medical research council UKALLR1 study. Br J Haematol 108: 531–543

Lemann M, Chamiot-Prieur C, Mesnard B et al. (1996) Methotrexate for the treatment of refractory Crohn's disease. Aliment Pharmacol Ther 10: 309-314

Mason C, Knieger GG (2001) Thioguanine for refractory psoriasis: a 4-year experience. J Am Acad Dermatol 44: 67-72

Mathew TH (1998) A blinded, long-term, randomized multicenter study of mycophenolate mofetil in cadaveric renal transplantation: results at three years. Triconti-nental Mycophenolate Mofetil Renal Transplantation Study Group. Transplantation 65: 1450-1454

Miehsler W, Reinisch W, Moser G, Gangl A, Vogelsang H (2001) Is mycophenolate mofetil an effective alternative in azathioprine-intolerant patients with chronic active Crohn's disease? Am J Gastroenterol 96: 782-787

Murphy FP, Coven TR, Burack LH, Gilleaudeau P, Cardinale I, Auerbach R, Krueger JG (1999) Clinical clearing of psoriasis by 6-thioguanine correlates with cutaneous T-cell depletion via apoptosis: evidence for selective effects an activated T lymphocytes. Arch Dermatol 135: 1495-1502

Neurath MF, Wanitschke R, Peters M, Krummenauer F, Meyer zum Buschenfelde KH, Schlaak JF (1999) Randomised trial of mycophenolate mofetil versus azathioprine for treatment of chronic active Crohn's disease. Gut 44: 625-628

Sandborn WJ (1998) Azathioprine: State of the art in inflammatory bowel disease. Scand J Gastroenterol 33 (Suppl): 225: 92-99

Sollinger HW (1995) Mycophenolate mofetil for the prevention of acute rejection in primary cadaveric renal allograft recipients. U.S. Renal Transplant Mycophenolate Mofetil Study Group. Transplantation 60: 225-232

Stange EF, Riemann J, von Herbay A et al. (2001) Diagnosis and therapy of ulcerative colitis-results of an evidence-based consensus conference of the German Society of Digestive and Metabolic Diseases. Z Gastroenterol 39: 19-20

Stange EF, Schreiber S, Raedler A et al. (1997) Therapy of Crohn diseases-results of a Consensus Conference of the German Society of Digestive and Metabolic Diseases. Z Gastroenterol 35: 541-554

Stange EF, Schreiber S, Raedler A, Stallmach A, Scholmerich J, Loeschke K, Starlinger M, Fischbach W, Caspary WF (1997) Therapy of Crohn diseases – results of a Consensus Conference of the German Society of Digestive and Metabolic Diseases. Z. Gastroenterol. 35: 541-54

Steinherz PG, Gaynon PS, Breneman JC et al. (1998) Treatment of patients with acute lymphoblastic leukemia with bulky extramedullary disease and T-cell phenotype or other poor prognostic features: randomized controlled trial from the Children's Cancer Group. Cancer 82: 600-612

KAPITEL 13

Infliximab

R. Duchmann

Bei etwa 15% aller Patienten mit M. Crohn ist die bisher etablierte immunsuppressive Therapie nicht wirksam. Auch wenn der Anteil der therapierefraktären Patienten mit Colitis ulcerosa deutlich niedriger liegt als bei M. Crohn, so besteht dennoch auch hier der Bedarf, neue Therapiestrategien zu entwickeln.

TNF-α ist ein Zytokin mit vielfältigen Wirkungen und scheint ein ubiquitärer Mediator entzündlicher Prozesse im Gastrointestinaltrakt und in anderen Organen zu sein. Es beeinflusst die Apoptose und die Zytokin- und Chemokinproduktion von Makrophagen, verstärkt die vaskuläre Expression von Adhäsionsmolekülen und damit die Infiltration von Entzündungszellen in Gewebe und kann darüber hinaus auf Fibroblasten und Epithelzellen des Darmes wirken. Untersuchungen bei M. Crohn zeigen, dass intestinale und periphere Phagozyten vermehrt TNF-α und IL-1β sezernieren können.

Im Jahr 1999 wurde Infliximab (cA2), ein muriner monoklonaler Antikörper, der TNF-α mit hoher Affinität und Spezifität bindet und bei dem der Fc-Teil und Teile des Fab-Fragments gegen humanes IgG1 ausgetauscht wurden (chimärer Antikörper), in Deutschland zur Behandlung des M. Crohn zugelassen (Remicade). Neuere Befunde zur Wirkungsweise von Infliximab deuten vor allem auf eine verstärkte Induktion von Apoptose hin (Lugering et al. 2001; ten Hofe et al. 2002; van Deventer 2001).

Indikationen

Die Einführung von Remicade und anderen gegen TNF-gerichteten Strategien in die Therapie chronisch entzündlicher Darmerkrankungen hat bei Ärzten und Patienten großes Interesse und in der Initialphase gelegentlich überzogene und unkritische Hoffnungen geweckt. Seit der Erst-

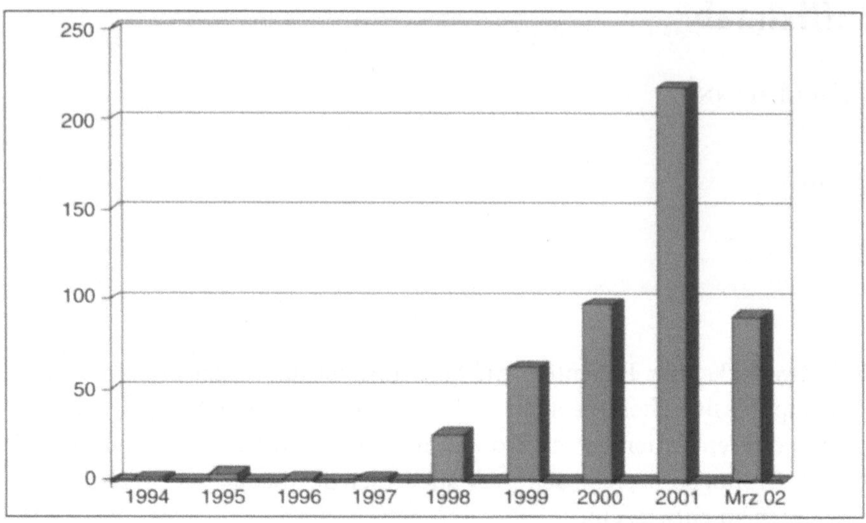

Abb. 13.1. Eintragungen „Infliximab" in Medline

zulassung 1998 in den USA dürften bis zum Jahr 2002 weltweit ca. 200.000 Patienten mit Infliximab behandelt worden sein (einschließlich Patienten mit rheumatoider Arthritis). Parallel zu dieser rasanten klinischen Verbreitung ist die Zahl der in Medlinie publizierten und unter dem Stichwort Infliximab gelisteten Publikationen sprunghaft angestiegen (Abb. 13.1). Während die primären klinischen Studien initial nur wenige hundert Patienten umfassten (Lochs et al. 1999), hat sich im Laufe der rasch zunehmenden Erfahrungen in der klinischen Anwendung von Remicade und der kritischen Beurteilung durch Experten ein kontinuierlicher, an Nutzen und Risiken orientierter Prozess der Indikationsschärfung vollzogen (Lochs et al. 1999; Schreiber et al. 2001; Wittig et al. 2001). Zusätzlich haben insbesondere neuere Erkenntnisse zu Risiken in Bezug auf Infektionen, vor allem der Tuberkulose und Risiken in Bezug auf Herzinsuffizienz zu Änderungen der Anwendungsgebiete bei M. Crohn durch die Zulassungsbehörden geführt.

Demzufolge ist Infliximab (Remicade) bei Patienten mit M. Crohn derzeit zugelassen

a) für die Behandlung des schweren aktiven M. Crohn bei Patienten, bei denen trotz eines vollständigen, adäquaten Therapiezyklus mit einem Kortikosteroid und einem Immunsuppressivum kein Therapieerfolg erzielt wurde, oder bei Patienten mit einer Unverträglichkeit gegen diese Therapien bzw. bei denen Gegenanzeigen für diese Therapien bestehen.

Bei Patienten mit M. Crohn ist die langandauernde Wirkung der Wiederholungsbehandlung nicht gesichert. Verfügbare Daten unterstützen nicht eine weitere Infliximab-Behandlung, wenn der Patient auf die erste Infusion nicht angesprochen hat.

Bei Wiederauftreten der Krankheitssymptomatik kann Remicade innerhalb von 14 Wochen nach der letzten Infusion erneut verabreicht werden. Daher ist von einer erneuten Behandlung nach einer Therapiepause von 15 Wochen abzuraten.

Bei Patienten mit M. Crohn und Fistelbildung ist Infliximab (Remicade) derzeit zugelassen für die Behandlung von Patienten,
b) bei denen trotz eines vollständigen und adäquaten Therapiezyklus mit einer konventionellen Therapie (einschließlich Antibiotika, Drainage und immunsuppressiver Therapie) kein Therapieerfolg erzielt wurde.

Einer ersten Infusion von 5 mg/kg, die über einen Zeitraum von 2 h verabreicht wird, folgen weitere Infusionen von 5 mg/kg 2 und 6 Wochen nach der Erstinfusion

Risiko in Bezug auf Infektionen, insbesondere die aktive Tuberkulose

Infektionen stellten unter den Spontanmeldungen nach Zulassung die häufigsten schwerwiegenden unerwünschten Ereignisse dar. Fast 50% der bis Mitte 2001 gemeldeten 202 Todesfälle unter Therapie mit Infliximab (alle Indikationen) standen in Zusammenhang mit einer Infektion (Essex Pharma GmbH CIfÄbRJ). Bis Mitte 2001 wurden ungefähr 130 Fälle einer aktiven Tuberkulose gemeldet, häufig mit extrapulmonalem oder pulmonal disseminiertem Befallsmuster (Essex Pharma GmbH CIfÄbRJ; Keane et al. 2001). 75% der gemeldeten Fälle entwickelten sich innerhalb der ersten drei Infusionen, 97% innerhalb der ersten sechs Infusionen. Für Patienten mit M. Crohn wurde die Rate des Auftretens einer aktiven Tuberkulose innerhalb des ersten Jahres der Therapie mit Infliximab für US-Patienten auf 9/100.000 und für Nicht-US-Patienten auf 224/100.000 geschätzt (Gershon 2002).

Auf der Basis dieser Erfahrungen haben das Paul-Ehrlich-Institut und das deutsche Zentralkomitee zur Bekämpfung der Tuberkulose im Februar 2002 eine „Empfehlung zur Diagnose und Prävention der latenten Tuberkulose bei Patienten vor Beginn der Behandlung mit Infliximab" abgegeben und die Fachinformation für Infliximab (Remicade) wurde geändert. Wesentliche Eckpunkte der Empfehlung sind die Beurteilung einer aktiven oder latenten Tuberkulose vor Einleitung einer Therapie mit Infliximab. Bei aktiver Tuberkulose ist die Therapie mit Infliximab streng kontraindiziert. Bei inaktiver (latenter) Tuberkulose wird eine nochmalige sorgfältige Beurteilung des Nutzen-Risiko-Verhältnisses einer Infliximab-Therapie und bei deren Durchführung eine prophylaktische Antituberkulosetherapie empfohlen.

Risiko in Bezug auf die Herzinsuffizienz

Patienten mit verschiedenen kardiovaskulären Erkrankungen zeigen erhöhte Spiegel von TNF-α in Plasma und Myokardgewebe. Auf der Basis dieser Befunde wurde eine dreiarmige Untersuchung mit Plazebo, Infliximab 5 mg/kg und Infliximab 10 mg/kg zur Wirksamkeit von Infliximab auf den klinischen Status zur Woche 14 bei 150 Patienten mit NYHA Grad III/IV Herzinsuffizienz und einer LVED $\leq 0{,}35$ anhand der systolischen Dysfunktion durchgeführt (ATTACH-Trial). Überraschenderweise zeigte sich zu Woche 38 eine erhöhte Sterblichkeit in den Infliximab behandelten Gruppen. Infliximab (Remicade) ist daher kontraindiziert bei Patienten mit Herzinsuffizienz NYHA Klasse III/IV. Bei Patienten mit Herzinsuffizienz NYHA I/II ist es mit Vorsicht, d. h. nur unter klinischer Überwachung, anzuwenden. Bei Verschlechterung der Herzinsuffizienz muss die Therapie abgebrochen werden.

Zusammenfassung und Ausblick

Infliximab stellt in der Behandlung von Patienten mit M. Crohn eine wichtige Bereicherung der medikamentösen Therapie dar. Vier Jahre nach Zulassung von Infliximab in den USA und drei Jahre nach Zulassung in Deutschland sind die Indikationen zur Gabe von Infliximab bei M. Crohn zunehmend klarer umrissen. Neue Erkenntnisse zu infektiologischen Risiken, inbesondere der Tuberkulose und bei Patienten mit Herzinsuffizienz müssen vor Beginn einer Therapie mit Infliximab beachtet und klinisch umgesetzt werden.

Zu Nutzen und Risiken einer Wiederholungsbehandlung bei Patienten mit M. Crohn wird die ACCENT-1-Studie neue Daten liefern. Teilergebnisse der Studie wurden bereits vorgestellt, eine abschließende Beurteilung scheint insbesondere aufgrund des komplizierten Studiendesigns und der noch inkompletten Daten bisher nicht möglich. Die Therapie von Patienten mit M. Crohn und Fisteln als dreimalige Gabe von 5 mg/kg Infliximab ist in dieser Form zugelassen, bezüglich Dosis, Applikationshäufigkeit und Intervall jedoch nicht durch Studien optimiert.

Zur Behandlung der Colitis ulcerosa ist Infliximab nicht zugelassen. Erste Erfahrungen über die Wirkung von Infliximab bei Patienten mit schwerer, steroidrefraktärer Erkrankung liegen vor (Sands et al. 2001; Chey et al. 2001), lassen aber aufgrund methodischer Probleme und vor allem aufgrund der sehr kleinen Fallzahlen keine abschließende Beurteilung zu. Hier wird das Ergebnis einer laufenden multizentrischen Studie abzuwarten sein.

Literatur

Chey WY, Hussain A, Ryan C, Potter GD, Shah A (2001) Infliximab for refractory ulcerative colitis. Am J Gastroenterol 96(8): 2373-2381

Gershon K (2002) Comment. N Engl J Med 346: 623

Keane J, Gershon S, Wise RP, Mirabile-Levens E, Kasznica J, Schwieterman WD et al. (2001) Tuberculosis associated with infliximab, a tumor necrosis factor alpha-neutralizing agent. N Engl J Med 345(15): 1098-1104

Lochs H, Adler G, Beglinger C, Duchmann R, Emmrich J, Ewe K et al. (1999) Anti-TNF antibody in Crohn's disease – status of information, comments and recommendations of an international working group. Z Gastroenterol 37(6): 509-512

Lugering A, Schmidt M, Lugering N, Pauels HG, Domschke W, Kucharzik T (2001) Infliximab induces apoptosis in monocytes from patients with chronic active Crohn's disease by using a caspase-dependent pathway. Gastroenterology 121(5): 1145-1157.

Sands BE, Tremaine WJ, Sandborn WJ, Rutgeerts PJ, Hanauer SB, Mayer L et al. (2001) Infliximab in the treatment of severe, steroid-refractory ulcerative colitis: a pilot study. Inflamm Bowel Dis 7(2): 83-88

Schreiber S, Campieri M, Colombel JF, van Deventer SJ, Feagan B, Fedorak R et al. (2001) Use of anti-tumour necrosis factor agents in inflammatory bowel disease. European guidelines for 2001-2003. Int J Colorectal Dis 16(1): 1-11; discussion 12-13

ten Hove T, van Montfrans C, Peppelenbosch MP, van Deventer SJ (2002) Infliximab treatment induces apoptosis of lamina propria T lymphocytes in Crohn's disease. Gut 50(2): 206-211

van Deventer SJ (2001) Transmembrane TNF-alpha, induction of apoptosis, and the efficacy of TNF-targeting therapies in Crohn's disease. Gastroenterology 121(5): 1242-1246

Wittig BM, Duchmann R, Stallmach A, Zeitz M (2001) Modulation of cytokines in chronic inflammatory bowel diseases. Internist (Berl) 42(1): 47-54

Thalidomid und Morbus Crohn

H. Gockel · A. Lügering · T. Kucharzik · J. Heidemann
W. Domschke · N. Lügering

Thalidomid wurde 1953 von der Firma Chemie Grünenthal (Aachen) entwickelt und erstmals 1956 in Deutschland als Sedativum und Hypnotikum auf den Markt gebracht (Liu et al. 2001). Als Vorteil des Präparates gegenüber anderen Sedativa galt seine große therapeutische Breite und das weitgehend fehlende Suchtpotential. Aufgrund seiner antiemetischen Effekte wurde Thalidomid auch für Frauen verschrieben, die unter einer schwangerschaftsbedingten Hyperemesis litten. In den vor der Zulassung des Medikamentes durchgeführten Tierversuchen erschien das Medikament so wenig toxisch, dass eine LD50 gar nicht bestimmt werden konnte, auch die später entdeckten teratogenen Nebenwirkungen traten bei den Versuchen an Nagetieren nicht auf. Ende der fünfziger Jahre wurde der Zusammenhang zwischen der Thalidomideinnahme und dem Auftreten von Polyneuropathien bekannt. Im Jahr 1961 wurde das Pharmakon vom Markt genommen, nachdem die Assoziation mit Dysmelien sowie Fehlbildungen innerer Organe von Neugeborenen aufgedeckt werden konnte, deren Mütter während der Schwangerschaft Thalidomid eingenomen hatten. Insgesamt geht man davon aus, dass es in den späten 50er- und frühen 60er-Jahren rund 10.000 Neugeborene mit thalidomidbedingten Schädigungen gegeben hat, und zwar vor allem in Europa und Kanada. In den USA gab es deutlicher weniger solcher Fälle, weil sich die Zulassung des Präparates aufgrund der Bedenken hinsichtlich der peripheren Neuropathie verzögert hatte (Mellin u. Katzenstein 1962).

Eine unerwartete Folge von Ereignissen hat aber dann das Interesse an Thalidomid wiederbelebt. 1965 entdeckte Jakob Sheskin, eher zufällig, dass die Gabe von wenigen Thalidomidtabletten zu einem erstaunlichen Rückgang der inflammatorischen Hautveränderungen bei Patienten mit reaktiver lepromatöser Lepra führte (Sheskin 1965). Fünfzehn Jahre nach seiner Entdeckung analysierte Sheskin die weltweit publizierten Daten zur Wirkung von Thalidomid bei Patienten mit einem Erythema nodosum leprosum (ENL) und beschrieb ein Ansprechen in 99% der Fälle (Sheskin 1980). Seit 1998 ist Thalidomid in den USA für die Behandlung akut kutaner Manifestationen des ENL und auch als Erhaltungstherapie zur Rezidivprophylaxe zugelassen.

Dieser überraschend positive Effekt von Thalidomid führte dazu, dass mögliche zugrunde liegende Wirkmechanismen zunehmend zum Gegenstand des Forschungsinteresses wurden. 1991 zeigten Sampaio et al., dass Thalidomid die TNF-α-Produktion in stimulierten humanen Monozyten hemmt (Sampaio et al. 1991). Das gute Ansprechen der Substanz bei Patienten mit lepromatöser Lepra sowie der Nachweis einer immunmodulatorischen Wirkung in vitro bildeten schließlich die Basis für den Einsatz von Thalidomid bei einer Reihe weiterer Erkrankungen wie der rheumatoiden Arthritis (Gutierrez-Rodriguez et al. 1989), der Graft-versus-Host-Disease (GVHD) bei Patienten mit Knochenmarkstransplantationen (Parker et al. 1995), dermatologisch-immunologischen Störungen (kutane Sarkoidose, Pyoderma gangraenosum, kutaner Lupus erythematodes; Carlesimo et al. 1995; Hecker u. Lebwohl 1998; Holm et al. 1993), dem HIV-assoziierten „Wasting-Syndrom" (Reyes-Teran et al. 1996) und dem Kaposi-Sarkom bei Patienten mit Aids (Soler et al. 1996). Bei den genannten Krankheitsbildern hat sich Thalidomid in einigen Fällen bzw. kleineren Studien als effektiv erwiesen, obwohl die konventionelle Therapie, meist in Form von Glukokortikoiden, nicht mehr zum Erfolg führte.

Über die erste onkologische Studie mit Thalidomid berichteten Grabstald u. Golbey (1965). Dabei waren die Ansprechraten relativ gering, eine objektive Tumorregression konnte kaum beobachtet werden, bei einem Teil der Patienten kam es allerdings zu einer Verlangsamung der Progression und einer Verbesserung der klinischen Symptomatik. Mit dem Nachweis einer antiangiogenetischen Wirkung durch Thalidomid wurden Untersuchungen mit der Substanz bei der Behandlung verschiedener bösartiger Erkrankungen wieder intensiviert. Dabei zeigte sich, dass Thalidomid, insbesondere in der Kombination mit einer Chemotherapie, einen Erfolg verspricht. Mittlerweile gibt es eine Reihe von Einsatzgebieten von Thalidomid zur Therapie bzw. Kombinationstherapie maligner Erkrankungen im Rahmen klinischer Studien. Positive Effekte wurden unter anderem beim Nierenzellkarzinom (Minior u. Elias 2000), Glioblastom (Burton u. Prados 1999) und bei hämatologischen Malignomen, insbesondere beim konventionell therapierefraktären oder rezidivierten multiplen Myelomen (Singhal et al. 1999), berichtet. Darüber hinaus zeigte sich, dass Thalidomid zu einer Verbesserung der tumorbedingten Kachexie führt und auch in geringer Dosierung zur Überwindung des hyperkatabolen Zustandes beiträgt (Eisen et al. 2000). Die Rolle von Thalidomid in der onkologischen Therapie bedarf aber noch weiterer Untersuchungen und Studien, insbesondere im Hinblick auf eine Kombinationstherapie des Pharmakons mit konventionellen medikamentösen Therapieformen bzw. der Strahlentherapie.

Thalidomid als Behandlungsoption bei Morbus Crohn

Aus gastroenterologischer Sicht ist es bemerkenswert, dass Thalidomid auch beim Morbus Crohn eine überraschend positive Wirkung auf den Krankheitsverlauf auszuüben scheint. In drei Kasuistiken wurde Ende der 90er-Jahre eine deutliche Verbesserung der klinischen Symptomatik bei Patienten mit konventionell therapierefraktärem Morbus Crohn beschrieben (Fishman et al. 2000; Odeka u. Miller 1997; Wettstein u. Meagher 1997). Wettstein et al. berichteten 1997 über eine 55-jährige Patientin mit einem seit vielen Jahren bestehenden Morbus Crohn, der trotz intensiver medikamentöser Therapie mit hochdosierten Kortikosteroiden, Mesalazin, Azathioprin, Metronidazol, zeitweise sogar Cyclosporin A und parenteraler Ernährung zu vielfältigen Krankheitserscheinungen mit Abszessen, Fisteln, Strikturen und multiplen Ulzerationen im Dünn- und Dickdarmbereich sowie zu rezidivierenden gastrointestinalen Blutungen mit deutlichem Hb-Abfall geführt hatte. Erst eine Behandlung mit Thalidomid (300 mg/Tag) sorgte innerhalb von nur wenigen Wochen für eine signifikante Besserung des klinischen Zustandes mit einer Abheilung der vorbeschriebenen Ulzerationen sowie einem Sistieren der Blutungen und konsekutivem Hb-Anstieg. Odeka et al. veröffentlichten 1997 die Krankengeschichte eines jungen Patienten, der seit einigen Jahren an crohnbedingten oralen, aphtösen Ulzerationen litt, die sich auch unter einer Medikation mit hochdosierten Steroiden in Kombination mit Azathioprin nicht besserten. Erst nach zusätzlicher Gabe von 100 mg Thalidomid/Tag besserten sich innerhalb von Tagen die Schmerzen in der Mundhöhle und nach nur zwei Wochen verschwanden die oralen Ulzerationen. Später konnten die Steroide zunächst reduziert, dann, ebenso wie das Thalidomid, ganz abgesetzt werden. Im weiteren Verlauf waren die Intervalle ohne ulzeröse Mundschleimhautveränderungen deutlich länger und sprachen bei Auftreten auf eine Ad-hoc-Medikation mit 50 mg Thalidomid/Tag gut an. Schließlich stellten Fishman et al. im Jahr 2000 die Geschichte einer 31-jährigen Patientin dar, bei der sich die seit 15 Jahren bestehenden crohntypischen Läsionen im Gastrointestinaltrakt mit schwerem, konventionell refraktärem Verlauf erst nach der Verschreibung von Thalidomid (initial 200 mg/Tag, später nur noch 50 mg jeden zweiten Tag) deutlich besserten. Nach 20-monatiger Behandlung konnte die Patientin aus nicht genannten Gründen kein Thalidomid erhalten, nach vier Wochen ohne das Medikament traten gastrointestinale Symptome in Form von starken Bauchschmerzen, Diarrhö und Gewichtsverlust wieder auf, die wenige Wochen nach Wiederansetzen des Präparates verschwanden. Zum Zeitpunkt der Veröffentlichung hatte die Patientin bereits über einen Zeitraum von fünf Jahren Thalidomid erhalten, ohne dass es darunter zu einem Rezidiv kam, und das bei gleichzeitigem Ausschleichen der zuvor eingesetzten Medikamente.

Auch wenn es sich bei den aufgeführten Beispielen nur um Einzelfälle handelt, so weckte die überraschend positive Wirkung von Thalidomid bei zuvor therapierefraktären Patienten doch ein starkes Interesse. Neben den beschriebenen Kasuistiken gab es weitere Faktoren, die 1999 zu einem Einsatz von Thalidomid in zwei Pilotstudien führten. Die Wiederverfügbarkeit von Thalidomid in den USA, wo die beiden Pilotstudien durchgeführt wurden, der bereits erwähnte Nachweis einer Hemmung der TNF-α-Produktion in Monozyten durch Thalidomid sowie der Erfolg der anti-TNF-Antikörper in der Therapie des Morbus Crohn haben ebenfalls dazu beigetragen. Seit vielen Jahren ist bekannt, dass sowohl Monozyten/ Makrophagen als auch proinflammatorische Zytokine wie TNF-α eine entscheidende Rolle in der Pathogenese des Morbus Crohn spielen (MacDermott 1996).

In die größere der beiden Pilotstudien von Ehrenpreis et al. (1999) wurden 22 Patienten mit Morbus Crohn (16 Männer, 6 Frauen) aufgenommen, darunter neun Patienten mit steroidrefraktärem M. Crohn (CDAI >200 trotz Einnahme von :15 mg Prednisolonäquivalent) mit luminalem Befall und 13 Patienten mit fehlendem Ansprechen bei Fisteln trotz zusätzlicher Therapie mit Mesalazin, 6-Mercaptopurin bzw. Azathioprin und/oder MTX. Thalidomid wurde in einer Dosis von 200 (18 Patienten) bzw. 300 mg/Tag (4 Patienten) als einmalige abendliche Dosis verabreicht. In Abhängigkeit von der klinischen Situation wurde die Steroidmedikation während der Studie verringert, die übrige Begleitmedikation in unveränderter Dosierung belassen. Als Ansprechen auf die Therapie galt eine Abnahme des CDAI um mindestens 150 Punkte. In die kleinere Studie von Vasiliauskas et al. (1999) wurden nur 12 Patienten (keine Frauen) mit chronisch-aktivem, mäßig bis schwer ausgeprägtem steroidrefraktären M. Crohn mit fehlendem Ansprechen auf Mesalazin, 6-Mercaptopurin/Azathioprin, MTX und/oder Cyclosporin A eingeschlossen. Sechs Patienten erhielten 50 mg Thalidomid zur Nacht, die anderen sechs die doppelte Dosis. Bezüglich der Begleitmedikation galten ähnliche Bedingungen wie bei der erstgenannten Studie.

Welche Schlussfolgerungen lassen sich aus den beiden Pilotstudien ziehen? Trotz Unterschieden in Bezug auf den Studienaufbau, insbesondere hinsichtlich der verwendeten Thalidomiddosierungen, kommen die Untersuchungen zu ähnlichen Ergebnissen. Demnach zeigte sich, dass Thalidomid relativ rasch zu wirken scheint, da nach vierwöchiger Studiendauer bereits mehr als die Hälfte, nach 12 Wochen, unabhängig von der eingesetzten Dosis, etwa 2/3 der Patienten auf die Medikation angesprochen hatten. Darüber hinaus scheint Thalidomid einen gewissen steroidsparenden Effekt zu besitzen, denn die Steroiddosis konnte bei den meisten Patienten deutlich reduziert, bei einigen sogar ganz abgesetzt werden mit anhaltender signifikanter klinischer Besserung. Außerdem zeigte sich in beiden Studien eine gewisse Wirksamkeit in der Therapie von Fisteln und die meisten Patienten berichteten über eine Besserung der durch die Fisteln bedingten Symptome; in etwa 1/3 der Fälle entwickelte sich ein kompletter Fistelverschluss innerhalb der Studiendauer von 12 Wochen. Offensichtlich scheint die Gabe einer niedrigen Thalidomiddosis (also 50 bzw. 100 mg/Tag) ähnlich effektiv zu sein wie höhere Dosierungen (200 bzw. 300 mg/Tag in der Studie von Ehrenpreis et al.), wie sie auch in der Behandlung des ENL eingesetzt werden. Der Gebrauch von Thalidomid erfolgte in beiden Studien wegen der bekannten Nebenwirkungen (s. unten) nur unter strenger Überwachung eines suffizienten Konzeptionsschutzes und wurde in der Studie von Vasiliauskas et al. auf männliche Patienten beschränkt. Zu berücksichtigen ist, dass ein letztlich nicht quantifizierbarer Plazeboeffekt in die beiden Pilotstudien mit eingegangen sein könnte, da es sich nicht um plazebokontrollierte Doppelblindstudien gehandelt hat.

Wirkmechanismen

Festzuhalten bleibt aber, dass die Therapie mit Thalidomid eine zusätzliche Option bei ansonsten therapierefraktärem M. Crohn zu sein scheint, mit der möglicherweise ein neuer immunmodulatorischer Therapieansatz verfolgt werden kann. Dieser Punkt wirft unmittelbar die Frage auf, wie die immunmodulatorische Wirkung von Thalidomid nach neuesten Erkenntnissen überhaupt zu erklären ist. Heute weiß man, dass Thalidomid keineswegs nur auf Monozyten und TNF-α Einfluss nimmt, sondern auf eine Reihe wichtiger Zellen, Zytokine und Adhäsionsmoleküle, die bei entzündlichen und immunologischen Vorgängen eine maßgebliche Rolle spielen. Die postulierten Wirkmechanismen zeigt die folgende Übersicht.

Wirkmechanismen von Thalidomid mit potentiellem Einfluss auf M. Crohn

► Neutrophile Granulozyten
  - Hemmung der Chemotaxis und der transendothelialen Migration
  - Reduktion des „respiratory burst"
► Monozyten/Makrophagen
  - Hemmung der Produktion proinfammatorischer Zytokine
  - Adhäsions- und Phagozytosehemmung
  - Induktion der Apoptose
► Lymphozyten
  - Kostimulatorische Wirkung auf T-Lymphozyten: vermehrte IL-2-vermittelte T-Zell-Proliferation und IFN-γ-Produktion, vorrangige Wirkung auf CD8+ T-Zellen
  - Initialer Switch von einer Th1- zu einer Th2-Immunantwort
  - Killerzellen ↓
  - Suppressorzellen ↑
► Zytokine
  - TNF-α ↓ durch beschleunigten Abbau der TNF-α-mRNA, hochaffine Bindung von Thalidomid an AGP, Suppression der induzierbaren NF-κB-Aktivierung, Induktion der Apoptose in Monozyten/Makrophagen
  - ↓ IL-1, 6, 8, 12
  - ↑ IL-2, 4, 5
► Integrine und Adhäsionsmoleküle
  - ↓ LFA-1 (CD11a/CD18), MAC-1 (CD11b/CD18)
  - ↓ E-Selektin, ICAM-1, VCAM-1
► Angiogenese
  - Hemmung der bFGF- und VEGF-induzierten Angiogenese

In diesem komplexen Netzwerk stellt der Einfluss auf Monozyten/Makrophagen und TNF-α, dessen Hauptquelle aktivierte Monozyten und Makrophagen sind, den entscheidenden immunmodulatorischen Wirkmechanismus von Thalidomid dar. Für eine Reihe von Erkrankungen wie der rheumatoiden Arthritis, der Graft-versus-Host Disease, verschiedenen Infektionen, Sepsis, aber auch Morbus Crohn ist bekannt, dass TNF-α eine große pathogenetische Bedeutung zukommt. Die Hemmung der TNF-Effekte ist ein Wirkprinzip, das auch bei Thalidomid ausgenutzt werden soll. Die Produktion des proinflammatorischen Zytokins kann prinzipiell auf unterschiedlichen Ebenen gehemmt werden. So kann zum einen die TNF-Synthese durch eine Inhibition der Transkription, der Translation, eine Beschleunigung des Abbaus der TNF-α-m-RNA oder über eine Hemmung des TNF-Pro-Proteins blockiert werden, zum anderen können die Effekte des freigesetzten 17-kD-TNF-Proteins antagonisiert werden, beispielsweise durch lösliche TNF-Rezeptoren oder durch anti-TNF-Antikörper wie Infliximab (Meierhofer et al. 2001; Papadakis u. Targan 2000; Scallon et al. 1995). Für die thalidomidvermittelte TNF-Hemmung werden verschiedene Mechanismen verantwortlich gemacht. So konnten Moreira et al. 1993 nachweisen, dass Thalidomid eine verminderte TNF-Synthese durch einen beschleunigten Abbau der TNF-α-m-RNA bewirkt. Darüber hinaus scheint die hochaffine Bindung von Thalidomid an das saure alpha1-Glykoprotein (AGP), einem vor allem in Hepatozyten, aber auch in Monozyten gebildeten alpha$_1$-Globulin mit noch unzureichend bekannter Funktion im Entzündungsprozess, eine Rolle bei der TNF-Inhibition zu spielen, der genaue molekulare Mechanismus ist aber unklar (Turk et al. 1996). Die kürzlich nachgewiesene Suppression der induzierbaren Aktivierung des Transkriptionsfaktors NF-kB durch Thalidomid stellt einen möglichen weiteren Angriffspunkt der TNF-Hemmung dar (Majumdar 2002). Unsere Arbeitsgruppe konnte kürzlich zeigen, dass Thalidomid zu einem signifikanten Anstieg der Monozytenapoptose in vitro führt (Gockel et al. 2002). Auch dieser erstmals beschriebene Effekt der Substanz scheint für die seit langem bekannte Hemmung von TNF-α aus Monozyten und Makrophagen mitverantwortlich zu sein. Darüber hinaus schwächt Thalidomid die Fähigkeit der Makrophagen zur Phagozytose ab (Barnhill 1984). Neben TNF-α inhibiert Thalidomid die Produktion weiterer pro-entzündlicher monozytärer Zytokine wie Interleukin- (IL-)6 und IL-12, aber auch IL-1 und IL-8 sollen durch Thalidomid supprimiert werden (Bauditz et al. 2002; Meierhofer et al. 2001; Moller et al. 1997; Rowland et al. 1998). Im Vergleich zu Dexamethason scheint Thalidomid selektiver und vermutlich auch auf einer bzw. mehreren anderen Ebenen auf die Bildung von Zytokinen einzuwirken (Rowland et al. 1998). Möglicherweise ist dies auch ein Grund dafür, dass die immunmodulatorischen

Wirkungen von Thalidomid nicht mit einem erhöhten Risiko für das Auftreten von Infektionen einhergehen, wie es beim Einsatz von Standardimmunsuppressiva wie Glukokortikoiden oder Cyclosporin A zu beobachten ist.

Das Pharmakon wirkt aber nicht nur auf Monozyten/Makrophagen, sondern übt seine immunmodulatorischen Effekte auch auf Lymphozyten und neutrophile Granulozyten aus. Haslett et al. (1998) konnten nachweisen, dass Thalidomid für primäre humane T-Lymphozyten in vitro ein potentes kostimulatorisches Agens darstellt, das zusammen mit der Stimulation über den T-Zell-Rezeptorkomplex zu einer vermehrten IL-2-vermittelten T-Zell-Proliferation und IFN-γ-Produktion führt. Dieser kostimulatorische Effekt durch Thalidomid bezieht sich vor allem auf die CD8-positive- und weniger auf die CD4-positive-T-Zell-Subpopulation. Eine Modifikation der T-Zell-Kostimulation könnte demnach die Immunantwort nachhaltig beeinflussen und einen Teil der beschriebenen immunmodulatorischen Thalidomidwirkungen erklären. Haslett et al. berichteten zudem, dass Thalidomid auch zytotoxische T-Zell-Antworten durch CD8-positive-T-Lymphozyten, induziert durch allogene dendritische Zellen, in Abwesenheit von CD4-positiven T-Zellen fördert. Dagegen konnten kostimulatorische Effekte auf CD8-positive Zellen in Gegenwart CD4-positiver Lymphozyten nicht beobachtet werden, was dafür spricht, dass in Anwesenheit physiologischer Mengen an CD4-positiven Zellen eine weitere Hilfe durch Thalidomid nicht erforderlich ist. Die kostimulatorischen Signale von Thalidomid auf die CD8-positiven Lymphozyten könnten somit insbesondere eine Bedeutung in klinischen Situationen mit einer gestörten Funktion von CD4-positiven T-Zellen besitzen, möglicherweise ist dies sogar eine Erklärung für die positive Wirkung der Behandlung mit Thalidomid bei einigen HIV-assoziierten Krankheitsbildern (Haslett et al. 1998). Ob die beschriebene thalidomidvermittelte differenzierte Stimulation der CD8-positiven-T-Zell-Subpopulation auch beim Morbus Crohn für die berichtete klinische Besserung mitverantwortlich ist, müssen weitere Untersuchungen belegen. Prinzipiell erscheint dies vorstellbar, denn auch bei chronisch entzündlichen Darmerkrankungen ist eine gestörte Immunregulation durch CD4- und CD8-positive Lymphozyten als Pathomechanismus beschrieben worden (Sturm u. Fiocchi 2002). In einer weiteren Studie, die sich mit den immunmodulatorischen Effekten von Thalidomid auf Lymphozyten befasst, zeigten McHugh et al., dass das Pharmakon nach Stimulation der Lymphozyten mit Recall-Antigenen in vitro initial einen Wechsel (Switch) von

einer Th1-dominierten zu einer vornehmlich Th2-vermittelten Immunantwort bewirkt. Zeitkinetische Untersuchungen ergaben allerdings, dass
die nach Thalidomidzugabe beobachtete erhöhte IL-4-Produktion der
Lymphozyten im weiteren Verlauf abnahm, während IFN-g, in Einklang
mit den Ergebnissen von Haslett et al., nach initialer Suppression wieder
signifikant anstieg, was möglicherweise durch eine Thalidomid-bedingte,
aktivierungsinduzierte Apoptose der Th2-Zellen oder die Induktion einer
Th2-Zell-Anergie zu erklären ist (McHugh et al. 1995). Immerhin erscheint nach diesen In-vitro-Daten jedoch vorstellbar, dass Thalidomid
zumindest initial eine vorherrschende Th1-Immunantwort zugunsten einer Th2-Reaktion abschwächt. Letztlich sind viele Fragen zur Wirkung
von Thalidomid auf Monozyten und Lymphozyten noch offen, sodass
zum jetzigen Zeitpunkt manche Antworten noch spekulativ erscheinen
mögen. Fest steht, dass Thalidomid auch die Zytokinregulation der Th1-
und Th2-Zellen maßgeblich beeinflusst. Thalidomid könnte demnach eine wichtige Rolle bei der Behandlung von vorherrschend Th1-vermittel-
ten Erkrankungen aus dem immunologischen Formenkreis spielen, die
sich gegenüber anderen Therapien als refraktär erwiesen haben. Da passt
es ins Bild, dass Thalidomid das für die zelluläre Immunantwort so wichtige Zytokin IL-12 inhibiert, was die mögliche Bedeutung des Pharmakons
bei Erkrankungen mit vorwiegend gestörter zellulärer Immunität unter-
streicht. Aus tierexperimentellen Kolitismodellen ist bekannt, dass eine
IL-12-Blockade zu einer signifikanten Reduktion der Entzündung in der
intestinalen Mukosa führt (Kanbayashi et al. 1999).

Die signifikant gesteigerte Kapazität der mukosalen Endothelzellen,
Leukozyten zu binden, ist ein typisches Kennzeichen chronisch entzündlicher Darmerkrankungen. Das hyperadhäsive Endothel stellt somit eine
mögliche Ursache für die Persistenz der Entzündungsreaktionen dar. Bei
chronisch entzündlichen Darmerkrankungen wird das mikrovaskuläre
Endothel seiner Funktion als „gatekeeper" nicht mehr gerecht, sodass eine unzureichend restringierte Infiltration von Immun- und Entzündungszellen in die Darmschleimhaut erfolgt (Salmi et al. 1994). Thalidomid
scheint hier ebenfalls einen positiven Einfluss auf den Entzündungsprozess auszuüben, indem es die chemotaktische Wirkung auf neutrophile
Granulozyten inhibieren kann und zu einer Abnahme von Integrinen wie
LFA-1 und MAC-1 sowie von endothelialen Adhäsionsmolekülen wie
ICAM-1, VCAM-1, E-Selektin u. a. führt, die eine wichtige Rolle bei der
transendothelialen Leukozytenmigration spielen (Dunzendorfer et al 1997;
Geitz et al. 1996; Nogueira et al. 1994).

Die antiangiogenetischen Eigenschaften von Thalidomid tragen zweifelsohne ganz wesentlich zu den positiven Wirkungen der Substanz bei verschiedenen Tumoren bei (s. oben). Thalidomid hemmt die bFGF- und VEGF-induzierte Angiogenese, der genaue Wirkmechanismus ist aber noch unklar, es scheint sich dabei um einen direkten Thalidomideffekt zu handeln (D'Amato et al. 1994). Aus diesen Beobachtungen wurde eine mögliche Behandlungsoption für Erkrankungen mit pathologischer Angiogenese, wie beispielsweise auch für die diabetische Retinopathie, abgeleitet, klinische Studien müssen die erhoffte Wirkung allerdings noch belegen. Bei Kindern und Jugendlichen mit M. Crohn ist über erhöhte Serumkonzentrationen der angiogenetischen Faktoren bFGF und VEGF berichtet worden, dabei konnte eine positive Korrelation zwischen der Serumkonzentration und der Krankheitsaktivität nachgewiesen werden (Bousvaros et al. 1997, 1999). Darüber hinaus ist bekannt, dass es bei chronisch entzündlichen Erkrankungen zu einer Neovaskularisation im betroffenen Gewebe kommt, die eine kontinuierliche Infiltration von Entzündungszellen begünstigt, die auf der anderen Seite als Antwort auf eine Gewebeschädigung in einem gewissen Ausmaß aber auch für die Heilung der Läsionen eine wichtige Rolle spielt. Ob auch die antiangiogenetischen Eigenschaften von Thalidomid zu der insgesamt günstigen Wirkung bei Patienten mit M. Crohn beitragen, lässt sich zum jetzigen Zeitpunkt noch nicht belegen und bedarf daher weiterer Untersuchungen.

Zukünftige pharmakokinetische und pharmakodynamische Untersuchungen sind nötig, um der optimalen Therapiedosis und -dauer sowie den genauen biologischen Wirkmechanismen, mit denen Thalidomid seine komplexen immunmodulatorischen Effekte erzielt, näher zu kommen.

Ausblick

Neben den beschriebenen positiven Eigenschaften von Thalidomid gibt es die oben erwähnten unerwünschten Wirkungen, die, abgesehen von einem limitierten Einsatz bei der lepromatösen Lepra, einer allgemeinen Anwendung des Pharmakons im Wege stehen. Dazu zählen insbesondere die Teratogenität und die Neuropathie, als therapielimitierend erweist sich nicht selten auch die vor allem initial auftretende Müdigkeit. Als Folge einer Einnahme von Thalidomid während der Schwangerschaft sind Dysmelien unterschiedlicher Ausprägung und Lokalisation, darüber hinaus Fehlbildungen innerer Organe und im Kopfbereich beschrieben worden.

Das höchste Risiko für die Manifestation derartiger Schädigungen besteht bei einer Thalidomideinnahme zwischen dem 35. und 50. Tag der Schwangerschaft, schwere Folgen können dabei bereits nach der einmaligen Einnahme einer 100-mg-Tablette auftreten. Die Thalidomid-assoziierte Neuropathie geht typischerweise mit schmerzhaften symmetrischen Parästhesien der Zehen und Füße einher und in der elektrophysiologischen Untersuchung ergeben sich in der Regel Zeichen einer nach Absetzen meistens reversiblen axonalen Degeneration ohne Demyelination (Stirling 2000).

Thalidomid — unerwünschte Wirkungen

► Neurologisch: Periphere Polyneuropathie (i. d. R. axonale Degeneration ohne Demyelination), Myopathie, Müdigkeit, Schwindel, Kopfschmerzen, Stimmungsschwankungen
► Haut: Exantheme, Pruritus, Hautverfärbungen, Xerosis cutis, Myxödem, Nagelveränderungen (brüchige Fingernägel)
► Gastrointestinal: Obstipation, Appetitzunahme, Übelkeit, Mundtrockenheit
► Herz/Kreislauf: Hypertonie, orthostatische Hypotonie, Bradykardie, Ödeme
► Hämatologisch: Leukozytopenie (Granulopenie), Thrombozytopenie
► Endokrinologisch: Schilddrüsenfunktionsstörungen, Menstruationsstörungen, Galaktorrhö, Libidoverlust, Glukosetoleranzstörungen
► Allergie: Rötung, Schwellung, Urtikaria, Bronchospasmus, anaphylaktischer Schock
► Teratogenität: Dysmelien, Fehlbildungen im Kopfbereich (insbes. Dysotie, Hirnnervenstörungen), Fehlbildungen innerer Organe, höchstes Risiko bei Einnahme zw. dem 35. und 50. SS-Tag

---

Wegen der bekannten Nachteile einer Behandlung mit Thalidomid wurden Analoga entwickelt, von denen man sich eine im Vergleich zur Muttersubstanz gesteigerte Effektivität bei deutlich verminderter Toxizität erhofft (Corral u. Kaplan 1999; Muller et al. 1999). Inwieweit der pharmakologische Anspruch beispielsweise einer fehlenden Teratogenität und einer reduzierten Müdigkeit tatsächlich erfüllt werden kann, ist zum jetzigen Zeitpunkt noch ungewiss. Ein Gelingen könnte die Voraussetzung für den breiten Einsatz solcher Substanzen bei einer Reihe immunologisch bedingter Erkrankungen bilden, so auch beim Morbus Crohn. Bisher entwickelte Thalidomidanaloga wie die sog. ImiDs („immunomodulatory drugs") und SelCIDs („selective cytokine inhibitory drugs") haben in ersten Studien eine im Vergleich zu Thalidomid deutlich höhere Potenz zur TNF-α-Inhibition bewiesen und ähneln der Muttersubstanz darüber hinaus in ihrer Fähigkeit zur Hemmung weiterer Zytokine und zur Wirkung auf Lymphozyten (Corral et al. 1999). Die Substanz CDC 801 aus der Klasse der SelCIDs, die gleichzeitig einen Phosphodiesterase-4- (PDE-4-)Hemmer darstellt, wird derzeit in Phase-II-Versuchen bei Patienten mit Morbus Crohn eingesetzt. Zur Zeit sind die Thalidomidanaloga aber noch nicht verfügbar. Für Patienten mit Morbus Crohn gilt zunächst, dass die Therapie mit Thalidomid eine zusätzliche Option bei ansonsten therapierefraktärer Erkrankung darstellt. Wegen der unerwünschten Nebenwirkungen sollte die Indikation für die Thalidomidgabe im Einzelfall allerdings sehr streng gestellt werden und die Behandlung nur im Rahmen einer klinischen Studie erfolgen. Darüber hinausreichende Indikationen für Patienten mit Morbus Crohn bedürfen ohnehin zunächst einer Bestätigung der ermutigenden Ergebnisse der beiden Pilotstudien in randomisierten kontrollierten Studien.

Literatur

Barnhill RL, Doll NJ, Millikan LE, Hastings RC (1984) Studies on the anti-inflammatory properties of thalidomide: effects on polymorphonuclear leukocytes and monocytes. J Am Acad Dermatol 11: 814-819

Bauditz J, Wedel S, Lochs H (2002) Thalidomide reduces tumour necrosis factor alpha and interleukin 12 production in patients with chronic active Crohn`s disease. Gut 50: 196-200

Bousvaros A, Zurakowski D, Fishman SJ, Keough K, Law T, Sun C, Leichtner AM (1997) Serum basic fibroblast growth factor in pedriatic Crohn`s disease. Implications for wound healing. Dig Dis Sci 42: 378-386

Bousvaros A, Leichtner AM, Zurakowski D, Kwon J, Law T, Keough K, Fishman S (1999) Elevated serum vascular endothelial growth factor in children and young adults with Crohn`s disease. Dig Dis Sci 44: 424-430

Burton E, Prados M (1999) New chemotherapy options for the treatment of malignant gliomas. Curr Opin Oncol 11: 157-161

Carlesimo M, Giustini S, Rossi A, Bonaccorsi P, Calvieri S (1995) Treatment of cutaneous and pulmonary sarcoidosis with thalidomide. J Am Acad Dermatol 32: 866-869

Corral LG, Haslett P, Muller GW et al. (1999) Differential cytokine modulation and T cell activation by two distinct classes of thalidomide analogues that are potent inhibitors of TNF-alpha. J Immunol 163: 380-386

Corral LG, Kaplan G (1999) Immunomodulation by thalidomide and thalidomide analogues. Ann Rheum Dis 558: 107-113

D'Amato RJ, Loughnan MS, Flynn E, Folkman J (1994) Thalidomide is an inhibitor of angiogenesis. Proc Natl Acad Sci USA 91: 4082-4085

Dunzendorfer S, Schratzberger P, Reinisch N, Kahler CM, Wiedermann CJ (1997) Effects of thalidomide on neutrophil respiratory burst, chemotaxis and transmigration of cytokine- and endotoxin-activated endothelium. Naunyn Schmiedebergs Arch Pharmacol 356: 529-535

Ehrenpreis ED, Kane SV, Cohen LB, Cohen RD, Hanauer SB (1999) Thalidomide therapy for patients with refractory Crohn's disease: an open-label trial. Gastroenterology 117: 1271-1277

Eisen T, Boshoff C, Mak I (2000) Continuous low dose thalidomide: a phase II study in advanced melanoma, renal cell, ovarian and breast cancer. Br J Cancer 82: 812-817

Fishman SJ, Feins NR, D'Amato RJ, Folkman J (2000) Thalidomide therapy for Crohn's disease. Gastroenterology 119: 596-602

Geitz H, Handt S, Zwingenberger K (1996) Thalidomide selectively modulates the density of cell surface molecules involved in the adhesion cascade. Immunopharmacology 31: 213-221

Gockel HR, Lügering A, Kucharzik T, Heidemann J, Domschke W, Lügering N (2002) Thalidomide induces apoptosis in human monocytes by using a cytochrome c-dependent pathway. (In press)

Grabstald H, Golbey R (1965) Clinical experiences with thalidomide in patients with cancer. Clin Pharmacol Ther 6: 298-302

Gutierrez-Rodriguez O, Starusta-Bacal P, Gutierrez-Montes O (1989) Treatment of refractory rheumatoid arthritis – the thalidomide experience. J Rheumatol 16: 158-163

Haslett PA, Corral LG, Albert M, Kaplan G (1998) Thalidomide costimulates primary human T lymphocytes, preferentially inducing proliferation, cytokine production, and cytotoxic responses in the CD8+ subset. J Exp Med 187: 1885-1892

Hecker MS, Lebwohl MG (1998) Recalcitrant pyoderma gangrenosum: treatment with thalidomide. J Am Acad Dermatol 38: 490-491

Holm AL, Bowers KE, McMeekin TO, Gaspari A (1993) Chronic cutaneous lupus erythematosus treated with thalidomide. Arch Dermatol 129: 1548-1550

Kanbayashi T, Shimizu T, Takahashi Y, Kitajima T, Takahashi K, Saito Y, Hishikawa Y (1999) Thalidomide increases both REM and stage 3-4 sleep in human adults: a preliminary study. Sleep 22: 113-115

Lügering A, Schmidt M, Lügering N, Pauels H-G, Domschke W, Kucharzik T (2001) Infliximab induces apoptosis in monocytes from patients with chronic active Crohn's disease by using a caspase-dependent pathway. Gastroenterology 121: 1145-1155

Liu Z, Geboes K, Heremans H, Overbergh L, Rutgeerts P, Ceuppens JL (2001) Role of interleukin-12 in the induction of mucosal inflammation and abrogation of regulatory t cell function in chronic experimental colitis. Eur J Immunol 35: 1550-1560

MacDermott RP (1996) Alterations of the mucosal immune system in inflammatory bowel disease. J Gastroenterol 31: 907-916

Majumdar S, Lamothe B, Aggarwal BB (2002) Thalidomide suppresses NF-kB activation induced by TNF and H2O2, but not that activated by ceramide, lipopolysaccharides, or phorbol ester. J Immunol 168: 2644-2651

Meierhofer C, Dunzendorfer S, Wiedermann CJ (2001) Theoretical basis for the activity of thalidomide. Bio Drugs 15: 681-703

Mellin GW, Katzenstein M (1962) The saga of thalidomide: neuropathy to embryopathy, with case reports of congenital anomalies. N Engl J Med 267: 1238-1244

McHugh SM, Rifkin IR, Deighton J, Wilson AB, Lachmann PJ, Lookwood CM, Ewan PW (1995) The immunosuppressive drug thalidomide induces T helper cell type (Th2) and concomitantly inhibits Th1 cytokine production in mitogen- and antigen-stimulated human peripheral blood mononuclear cell cultures. Clin Exp Immunol 99: 160-167

Minor D, Elias L (2000) Thalidomide treatment of metastatic renal cell carcinoma. Proc Am Soc Clin Oncol 19: 352-355

Moller DR, Wysocka M, Greenlee BM, Ma X, Wahl L, Flockhart DA, Karp CL (1997) Inhibition of IL-12 production by thalidomide. J Immunol 159: 5157-5161

Moreira AL, Sampaio EP, Zmuidzinas A, Frindt P, Smith KA, Kaplan G (1993) Thalidomide exerts its inhibitory action on tumor necrosis factor by enhancing mRNA degradation. J Exp Med 177: 1675-1680

Muller GW, Chen R, Huang SY (1999) Amino-substituted thalidomide analogs: potent inhibitors of TNF-alpha production. Bioorg Med Chem Left 9: 1625-1630

Nogueira AC, Neubert R, Helge H, Neubert D (1994) Thalidomide and the immune system: simultaneous up- and down-regulation of different integrin receptors on human white blood cells. Life Sci 55: 77-92

Odeka EB, Miller V (1997) Thalidomide in oral Crohn's disease refractory to conventional medical treatment. J Pediatr Gastroenterol Nutr 25: 250-251

Papadakis KA, Targan SR (2000) Tumor necrosis factor: Biology and therapeutic inhibitors. Gastroenterology 119: 1148-1157

Parker PM, Chao N, Nademanee A (1995) Thalidomide as salvage therapy for chronic graft-versus-host disease. Blood 86: 3604-3609

Reyes-Teran G, Sierra-Madero JG, Martinez del Cerro V, Arroyo-Figureoa H, Pasquetti A, Calva JJ, Ruiz-Palacios GM (1996) Effects of thalidomide on HIV-associated wasting syndrome: a randomized double-blind, placebo-controlled clinical trial. AIDS 10: 1501-1507

Rowland TL, McHugh SM, Deighton J, Dearman RJ, Ewan PW, Kimber I (1998) Differential regulation by thalidomide and dexamethasone of cytokine expression in human peripheral blood mononuclear cells. Immunopharmacology 40: 11-20

Salmi M, Granfors K, MacDermott R, Jalkanen S (1994) Aberrant binding of lamina propria lymphocytes to vascular endothelium in inflammatorty bowel disease. Gastroenterology 106: 596-605

Sampaio EP, Sarno EN, Galilly R, Cohn ZA, Kaplan G (1991) Thalidomide selectively inhibits tumor necrosis factor alpha production by stimulated human monocytes. J Exp Med 173: 699-703

Scallon BJ, Moore MA, Trinh H, Knight DM, Ghrayeb J (1995) Chimeric anti-TNF-alpha monoclonal antibody cA2 binds recombinant transmembrane TNF-alpha and activates immune effector functions. Cytokine 7: 251-259

Sheskin J (1965) Thalidomide in the treatment of lepra reaction. Clin Pharmacol Ther 6: 303-305

Sheskin J (1980) The treatment of lepra reaction in leprmatous leprosy. Fifteen years' experience with thalidomide. Int J Dermatol 19: 318-322

Singhal S, Mehta J, Desikan R et al. (1999) Antitumor activity of thalidomide in refractory multiple myeloma. N Eng J Med 341: 1565-1571

Soler RA, Howard M, Brink NS, Gibb D, Tedder RS, Nadal D (1996) Regression of AIDS-related Kaposi's sarcoma during therapy with thalidomide. Clin Infect Dis 23: 501-503

Stirling DI (2000) Pharmacology of thalidomide. Semin Hematol 37: 5-14

Sturm A, Fiocchi C (2002) Life and death in the gut: more killing, less Crohn`s. Gut 50: 148-149

Turk BE, Jiang H, Liu JO (1996) Binding of thalidomide to alpha1-acid glycoprotein may be involved in its inhibition of tumor necrosis factor alpha production. Proc Natl Acad Sci USA 93: 7552-7556

Vasiliauskas EA, Kam LY, Abreu-Martin MT, Hassard PV, Papadakis KA, Yang H, Zeldis JB, Targan SR (1999) An open-label pilot study of low-dose thalidomide in chronically active, steroid-dependent Crohn's disease. Gastroenterology 117: 1278-1287

Wettstein AR, Meagher AP (1997) Thalidomide in Crohn's disease. Lancet 350: 1445-1446

Was bringen neue Zytokine und Antizytokine bei chronisch entzündlichen Darmerkrankungen?

G. ROGLER

Die Entwicklung von Zytokin und Antizytokintherapiestrategien bei chronisch entzündlichen Darmerkrankungen (CED)

Der Anstoß zur Therapie mit Zytokinen und Antizytokinen bei chronisch entzündlichen Darmerkrankungen kam durch tierexperimentelle Daten. In Knock-out-Mausmodellen für IL-2 (Sadlack et al. 1993) und IL-10 (Kuhn et al. 1993; Madsen 2001) fand sich überraschenderweise eine chronische Kolitis. Zudem konnte gezeigt werden, dass Entzündungsmediatoren wie Tumor-Nekrose-Faktor alpha (TNFα; Autenrieth et al. 1997; Ehrhardt et al. 1997; Strober et al. 2001) und Interferon gamma (IFNγ; Kojouharoff et al. 1997; Neurath et al. 1997; Nikolaus et al. 1998) in der Mukosa von experimentellen Kolitismodellen und der Darmschleimhaut von Patienten mit chronisch entzündlichen Darmerkrankungen erhöht sind. Diese Daten deuteten darauf hin, dass eine Fehlregulation des Zytokinsystems in der Pathogenese der chronischen Darmentzündung eine wichtige Rolle spielen kann (McClane u. Rombeau 1999; Papadakis u. Targan 2000; Powrie et al. 1994).

Diese Ergebnisse stimulierten die Generierung weiterer Zytokin-knock-out-Modelle und die Untersuchung des Entzündungsgeschehens der Darmmukosa in diesen Modellen (Autenrieth et al. 1997; Berg et al. 1996; Boone et al. 2002; Davidson et al. 1996; de Jong et al. 2001; Dohi et al. 2000; Fantuzzi 2001; Garrelds et al. 2002; Hornquist et al. 1997; Lebel et al. 2000; Nakamura et al. 2000; Podolsky 1997; Rennick et al. 1997; Rennick u. Fort 2000, Strober et al. 1998; von Freeden-Jeffry et al. 1998). Darüber hinaus wurden weitere Tiermodelle für chronisch entzündliche Darmerkrankungen entwickelt, die eine Untersuchung des therapeutischen Effektes von Zytokinen und Antizytokinen, wie z.B. Antizytokinantikörper, lösliche, neutralisierende Zytokinrezeptoren oder neutralisierende Zytokinbindungsproteine in vivo ermöglichten (s. Lit. oben; Barbara et al. 2000; Schultz et al 1999).

In unterschiedlichen Tiermodellen zeigte sowohl der Einsatz von Antizytokinantikörpern wie auch die Gabe von sog. antiinflammatorischen Zytokinen einen therapeutischen Effekt. Behandlungsansätze, die auf Zytokintherapien bei experimenteller Kolitis basieren, sind die Verwendung von Antikörpern gegen TNFα (Kojouharoff et al. 1997; Neurath et al. 1997), Interleukin-1 (IL-1; Thompson et al. 1992), IL-18 (Kanai et al. 2001; Siegmund et al. 2001; Wirtz et al. 2002), IFNγ, IL-12 (Carson et al. 2000; Fuss et al. 1999; Herfarth et al. 2000; Liu et al. 2001) und IL-16 (Keates et al. 2000). Eine effektive Therapie durch sog. antiinflammatorische Zytokine konnte in Tiermodellen mit IL-10 (Barbara et al. 2000; Bertrand et al. 1998; Herfarth et al. 1996; Kumar u. Creery 2000; Madsen 2001; Steidler et al. 2000), IL-11 (Du et al. 1997), löslichen TNF-Rezeptoren (Sandborn u. Hanauer 1999; Winsor et al. 2000), IL-4 (Lugering et al. 1998; Winsor et al. 2000) und IL-1-Rezeptorantagonist (IL-1Ra; Cominelli u. Pizarro 1996;, Thompson et al. 1992) erzielt werden.

Vermutlich basiert ein großer Teil der Zytokineffekte auf einer Hemmung des Transkriptionsfaktors Nuclear Faktor kappaB (NF-κB; Herfarth et al. 2000; Neurath et al. 1996, 1997, 1988; Yang et al. 1999). In einer Untersuchung von Neurath und Mitarbeitern wurden Antisense-Oligonukleotide gegen einen der wichtigsten Komponenten des NF-κB-Komplexes, das sog. p65 Protein, verwendet (Neurath et al. 1996). Darüber hinaus wurden Proteasomeninhibitoren verwendet, die den Abbau eines inhibitorischen Proteins Iκb behindern (Herfarth et al. 2000).

Anti-TNFα-Strategien

Anti-TNF-Antikörper

Eine Vielzahl von Untersuchungen zu neuen Zytokin- oder Antizytokinstrategien wurde in den letzten Jahren durch die ermutigenden Erfolge der Anti-TNFα-Therapie mit dem chimären anti-TNF-Antikörper Infliximab bei Patienten mit steroidrefraktärem oder steroidabhängigem Morbus Crohn stimuliert (Arnott et al. 2001; Conroy u. Cattell 2001; Feagan et al. 2001; Fefferman et al. 2001; Fries et al. 2002; Hommes et al. 2002; Hyams 2001; Kaser et al. 2001; LaDuca u. Gaspari 2001; Mouser u. Hyams 1999; Panaccione 2001; Sandborn u. Hanauer 1999; Serrano et al. 2001; Srinivasan 2001; Van Assche u. Rutgeerts 2000). Vier Wochen nach einer Infusion von 5-20 mg/kg Infliximab zeigten 65% der behandelten Patienten mit steroidresistentem Morbus Crohn ein klinisches Ansprechen, während es nur 17% in der Plazebogruppe sind (p<0,001). In dieser Studie, wie in den meisten in der Zwischenzeit durchgeführten Studien, wurde ein klinisches Ansprechen als ein Abfall des Crohn's Disease Activity Index (CDAI) um mehr als 70 Punkte gewertet. Eine komplette Remission, was einem CDAI <150 entspricht, wurde in dieser Studie in 33% der verumbehandelten Patienten, aber nur in 4% der plazebobehandelten Patienten gesehen. Infliximab soll jedoch als bereits etablierte Therapie nicht Gegenstand dieser Überlegungen sein.

Aufgrund dieser Daten wurde gefolgert, dass eine Anti-TNF-Therapie eine Erfolg versprechende Strategie für die Behandlung des Morbus Crohn sein könnte (Baert u. Rutgeerts 1999; Baldassano 2001; D'Haens 2001; Feldman et al. 1998; Kam u. Targan 2000; McDermot 2001; Sandborn u. Hanauer 1999; Van Assche u. Rutgeerts 2000; van Dullemen et al. 1995). Ein Problem der Therapie mit Infliximab ist jedoch die Entwicklung von Antikörpern gegen chimäre Antikörper (sog. „human anti-chimeric antibodies", HACA) bei einem gewissen Prozentsatz der Patienten, was eine weitere Verwendung von Infliximab in diesen Fällen verbietet. Es wurde daher ein neuer Antikörper (CDP 571) entwickelt, bei dem auch der bisher aus der Maus stammende Fab-Teil des Antikörpers weitgehend humanisiert wurde (Dhainaut et al. 1995; Esfandiari et al. 2001; Ofei et al. 1996; Rankin et al. 1995; Stack et al. 1997; Stephens et al. 1995). 169 Patienten mit fistulierendem oder aktivem Morbus Crohn und einem CDAI zwischen 220 und 450 wurden in eine Studie eingeschlossen, bei der mit einer initialen Dosis von 10 oder 20 mg/kg Körpergewicht (KG) des nahezu komplett humanisierten TNFα-Antikörpers CDP 571 behandelt wurde (Sandborn et al. 2001). Es folgten Reinfusionen von CDP 571 in einer Dosierung von 10 mg/kg KG nach 8 oder 12 Wochen. Die Studie war plazebokontrolliert mit einer Nachbeobachtungszeit von 24 Wochen. Der primäre Endpunkt der Studie war als Reduktion des CDAI um mehr als 70 Punkte zwei Wochen nach Applikation der Medikation definiert. Dieser Endpunkt wurde in 45% der verumbehandelten Gruppe vs. 27% in der Plazebogruppe erreicht (p<0,023; Sandborn et al. 2001). Allerdings beendeten nur 32% der Patienten in der Verumgruppe und 19% der Patienten in der Plazebogruppe die Studie. Dagegen zeigte sich in 47% bzw. 45% ein Studienabbruch wegen einer Krankheitsverschlechterung (Sandborn et al. 2001). Insgesamt war CDP 571 gut verträglich, das Nebenwirkungsprofil war ähnlich dem von Infliximab. In einer Subgruppe von 37 Patienten mit fistulierendem M. Crohn konnte ein Trend zum Fistelverschluss beobachtet werden, dieser Trend erreichte jedoch nicht das Signifikanzniveau (50% vs. 15%, p<0,074, Verum vs. Plazebo).

Auffällig war in dieser Studie, die von Sandborn et al. (2001) publiziert wurde, dass die Dosierung mit 10 mg/kg KG CDP 571 eine Responsrate für einen CDAI-Abfall von 70 Punkte von 54% vs. 27% bei der Plazebogruppe zeigte. Die Dosierung von 20 mg/kg KG war offensichtlich deutlich schlechter und zeigte einen Abfall des CDAI um mehr als 70 Punkte nur in 37% der behandelten Patienten. Wenn also ein klinisches Ansprechen mit einem Abfall des CDAI um mehr als 70 Punkte als Erfolgsparameter herangezogen wird, ließ sich in der Sandborn-Studie ein signifikanter Effekt nur für die Dosierung mit 10 mg/kg nachweisen. Wurde jedoch das Kriterium „Abfall des CDAI um mehr als 100 Punkte" herangezogen, zeigte sich ein signifikanter Effekt nur in der Patientengruppe, die 20 mg/kg KG CDP 571 erhielt, nicht jedoch in der Gruppe mit 10 mg/kg KG. Dieser Befund ist insgesamt schwer zu interpretieren. Als Nebenkriterium der Studie wurde der Benefit der wiederholten Behandlung mit CDP 571 über den Beobachtungszeitraum von 24 Wochen ausgewertet. Hier zeigte sich ein Trend zu einem Benefit, es war jedoch so, dass die meisten sekundären Endpunkte nach 24 Wochen statistisch nicht signifikant waren. Dies ist aber nun das eigentlich relevante Ergebnis, da eine nur kurzzeitige und passagere Remissionsinduktion nicht das gewünschte Therapieziel sein kann. Wenn man diese Studie bewerten will, muss man einräumen, dass die Ergebnisse insgesamt enttäuschend sind, sowohl für sich genommen als auch im Vergleich mit den Studienergebnissen von Infliximab. Eine vorangehende klinische Studie hatte eine signifikant höhere Reduktion der CDAI-Werte durch CDP 571 vermuten lassen (Stack et al. 1997). Auch hier war jedoch nach acht Wochen kein anhaltender Unterschied beobachtet worden (Stack et al. 1997).

Auch wenn bisher kein direkter Vergleich der beiden Antikörper (CDP 571 und Infliximab) durchgeführt wurde (und es fraglich ist, ob ein solcher Vergleich jemals stattfinden wird), kann festgestellt werden, dass CDP 571 weniger effektiv in der Induktion und der Erhaltung einer Remission bei Patienten mit Morbus Crohn als Infliximab zu sein scheint.

Lösliche TNFα-Rezeptoren

Ein weiteres Prinzip der Antagonisierung von TNFα neben dem Einsatz von Antikörpern gegen das Zytokin selbst, ist der Einsatz von löslichen TNF-Rezeptoren, die TNF in der Blutbahn abfangen sollen und so die Bindung von TNFα an den Zelloberflächenrezeptor verhindern sollen (La Duca u. Gaspari 2001; McDermot 2001).

Es existieren zwei unterschiedliche, lösliche TNF-Rezeptoren: Zum einen der TNFα-Rezeptor p75 oder TNF-Rezeptor II (TNF-RII). Etanercept ist ein Fusionsprotein, dass ein IgG1-Fc-Fragment enthält, dass an die Ligandenbindungsdomäne des p75 TNF-Rezeptors kloniert wurde (Pugsley 2001; Yung 2001). Dieses Molekül ist komplett human und lässt eine nur geringe Antikörperbildung erwarten. In einer nichtverblindeten, monozentrischen Studie bei 10 Patienten konnte eine Reduktion des CDAI von einem Median von 305 auf 166 zwei Wochen nach dem Beginn einer Therapie mit 25 mg Etanercept 2-mal pro Woche gezeigt werden (D'Haens et al. 2001). Eine größere plazebokontrollierte Studie mit 43 Patienten (CDAI 220-450) konnte allerdings keinen signifikanten Unterschied für die klinische Verbesserung (39% vs. 45%, Verum vs. Plazebo, p=0,763) oder Remission (30% und 30% Verum vs. Placebo, p=0,763) finden (Sandborn et al. 2001). Diese von Sandborn et al. im November 2001 publizierten Daten sind eindeutig und zeigen insbesondere für das Remissionserreichen zu allen Zeitpunkten schlechtere Effekte von Etanercept im Vergleich zu Plazebo (Sandborn et al. 2001). Trotz der positiven Ergebnisse, die für Etanercept bei der rheumatoiden Arthritis erzielt werden konnten (Aringer u. Graninger 2002; Keyser et al. 2001; Kosinski et al. 2002; Yazici et al. 2002) und der guten Therapieerfolge bei dieser Erkrankung mit dem löslichen TNF-Rezeptor muss daher gefolgert werden, dass Etanercept keine Therapiealternative beim Morbus Crohn darstellt.

Eine Pilotstudie zum löslichen TNF-Rezeptor P55 (löslicher TNF-Rezeptor I, TNF-RI, Onercept) (Trinchard-Lugan et al. 2001) bei aktivem Morbus Crohn wurde von Rutgeerts et al. publiziert. Zwölf Patienten wurden in diese Studie eingeschlossen, je sechs wurden mit 11,7 oder 50 mg Onercept subkutan behandelt. Die Applikation erfolgte 3-mal wöchentlich über einen Zeitraum von sechs Wochen. Es konnte in dieser kleinen offenen Studie ein Abfall des CDAI von 293 (264-322) auf 105 (54-156) beobachtet werden. Ein klinisches Ansprechen konnte bei 7 von 12 Patienten (58%) erreicht werden. Eine Remission wurde bei fünf von zwölf Patienten (42%) induziert. Diese positiven Ergebnisse müssen jedoch noch mit Vorsicht interpretiert werden, da die initialen Daten auch für Etanercept positiv waren. Sie veranlassten jedoch die Herstellerfirma nun eine größere Studie zu initiieren.

TNF-Antagonisierung oder Apoptoseinduktion in Entzündungszellen als therapeutisches Prinzip?

Es muss sicherlich diskutiert werden, ob die Antagonisierung von TNF als therapeutische Strategie bei chronisch entzündlichen Darmerkrankungen generell sinnvoll ist. Möglicherweise sind die außerordentlich positiven Effekte von Infliximab nicht durch eine reine anti-TNF-Wirkung vermittelt. Kürzliche Publikation z. B. aus der Arbeitsgruppe von Lügering und Mitarbeitern zeigen, dass durch Infliximab und auch das Fab-Fragment von Infliximab konzentrationsabhängig Apoptose in Monozyten und Makrophagen und auch in aktivierten T-Zellen induziert werden kann (Lugering et al. 2001; ten Hove et al. 2002). So steigt z. B. konzentrationsabhängig das Annexin-V-Binding, dass als Marker für die Apoptose dienen kann (Lugering et al. 2001).

Infliximab bindet nicht nur ein freies, sondern auch ein rezeptor- oder zellmembrangebundenes TNF (Scallon et al. 1995) und kann an den TNF-bindenden Zellen über Komplementaktivierung den Zelltod induzieren. Möglicherweise sind die löslichen TNF-Rezeptoren und die neu generierten TNF-Antikörper hierzu nicht in der Lage, was ihre reduzierte Wirkung erklärt.

Anti-IL-1-Strategien

Das IL-1-System wurde als Erfolg versprechendes Taget zur Therapie chronisch entzündlicher Darmerkrankungen angesehen. Die Signaltransduktion im IL-1-Rezeptorsystem ist für alle der in dieser Familie eingruppierten, verwandten Rezeptoren sehr ähnlich (Neurath et al. 1998; Takeuchi u. Akira 2001). Ein Adaptorprotein, das Myd88 genannt wird, bindet die IL-1-Rezeptor-assoziierte Kinase (IRAK). Hierdurch kommt es zu einer Aktivierung des Transkriptionsfaktors TRAF6, der wiederum NIK-Kinase aktivieren kann, die zu einer Phosphoryllierung von IκB und zur Degradierung von IκB führt. Hierdurch kommt es zu NF-κB-Aktivierung und zu einer Produktion immunmodulatorischer Proteine, z. B. von proentzündlichen Zytokinen (Neurath et al. 1998).

IL-1 ist daher das prototypische entzündungsinduzierende Zytokin. Allerdings ist das IL-1-System sehr komplex (Boraschi et al. 1996; Fantuzzi 2001; Mantovani et al. 1996, 1998; Neurath et al. 1998). Für IL-1α existiert eine Proform, die durch die Protease Calpain gespalten werden muss, bevor IL-1α aus den produzierenden Zellen sezerniert werden kann (Mantovani et al. 1998). Pro-IL-1β wird durch die Caspase 1 (auch IL-1-converting enzyme, ICE) gespalten und ist dann sezernierbar. Darüber hinaus existieren vier Formen eines sezernierten IL-1-Rezeptorantagonisten, der ebenfalls an den IL-1-Rezeptor bindet, jedoch keine Signaltransduktion auslöst und damit gleichsam den Rezeptor blockiert und einer IL-1-Wirkung vorbeugt (Fantuzzi 2001).

Es sind zwei verschiedene IL-1-Rezeptoren bekannt. Nur der IL-1-Rezeptor I (IL-1R I) ist zur Signaltransduktion befähigt. Der IL-1-Rezeptor II (IL-1R II) besitzt keinen signaltransduzierenden intrazellulären Anteil. Eine Bindung an den IL-1R II ist somit nicht mit zellphysiologischen Effekten verbunden. Um eine Signaltransduktion zu ermöglichen, muss IL-1 alpha oder beta an den IL-1R I binden. Gleichzeitig muss jedoch noch das IL-1-rezeptorakzessorische Protein (IL-1R-AcP) vorhanden sein. Nur dieser Komplex aus IL-1R I, IL-1 und IL-1R-AcP ist zur Signaltransduktion befähigt (Mantovani et al. 1996, 1998). Alle anderen Kombinationen wie z. B. IL-1R II und IL-1R-AcP mit gebundenem IL-1 führen nicht zur Signalinduktion (Mantovani et al. 1996, 1998). Zusätzlich kompliziert wird das System dadurch, dass sowohl der Rezeptor I als auch der Rezeptor II von der Membran gescheddet (also abgespalten) werden können und als lösliche Rezeptoren existieren, die natürlich nach Bindung von IL-1 ebenfalls nicht zu einer Signaltransduktion führen und damit auch Antagonisten der IL-1-Wirkung sind (Mantovani et al. 1996, 1998). Darüber hinaus kann auch das IL-1R-AcP gescheddet werden und existiert dann als lösliches Protein.

Es ist offensichtlich nicht trivial, in dieses komplexe System einzugreifen, dass in sich schon eine Vielzahl von potentiellen und tatsächlich vorhandenen Regulationsmechanismen und Feedback-Schleifen birgt. Als erfolgsversprechend wurde der Einsatz von rekombinantem IL-1Ra gewertet. Hier liegen positive Erfahrungen bei der rheumatoiden Arthritis vor. Eine Studie bei Patienten mit Morbus Crohn wurde jedoch abgebrochen. Derzeitig sind keine neuen Studien geplant. Insgesamt muss wohl davon ausgegangen werden, dass aus dem IL-1-System in absehbarer Zeit keine zufriedenstellenden Therapeutika für chronisch entzündliche Darmerkrankungen abgeleitet werden können.

IL-10 als antientzündliches Zytokin

Für Interleukin-10 (IL-10) wurde gezeigt, dass es die Zytokinsynthese in Th1-Zellen reduziert, was bei der möglicherweise Th1-vermittelten Erkrankung Morbus Crohn von therapeutischem Nutzen sein kann (Asseman et al. 1999; Hagenbaugh et al. 1997; Rankin et al. 1995; Leach et al. 1999). Makrophagen und deren sezernierte Mediatoren sind das primäre Target einer IL-10-Therapie. Es wurde weiterhin beschrieben, dass IL-10 die Expression von MHC-Klasse-II Molekülen, kostimulatorischen Molekülen (CD80 und CD86) und von IL-12 reduziert (Davidson et al. 1998) und damit zu einer verminderten T-Zell-Expansion führt. Auch dies wirkte sich in Tiermodellen positiv auf den Verlauf einer experimentellen Kolitis aus.

Darüber hinaus war einer der zentralen initialen Befunde, die zu einer Vielzahl von weiteren Studien führte, die Entdeckung, dass IL-10-Knockout-Mäuse eine spontane Enterokolitis unter nicht keimfreien Bedingungen entwickeln (Kuhn et al. 1993). Studien von Herfarth, Sartor und Mitarbeitern zeigten allerdings, das IL-10 in Tiermodellen vorzugsweise in der Entzündungsprävention Effekte hatte, in der eigentlichen Therapie bei bereits vorhandener Entzündung jedoch nicht wirksam war (Herfarth et al. 1996; Herfarth u. Scholmerich 2002). Dennoch wurden mehrere Studien zur IL-10-Therapie bei Morbus Crohn durchgeführt (Colombel et al. 2001; Fedorak et al. 2000; Schreiber et al. 2000; van Deventer et al. 1997). In einer Studie zur Sicherheit der Therapie mit IL-10, in der 95 Patienten mit einem CDAI von 200-350 eingeschlossen wurden und entweder 1,5, 10 oder 20 µg/kg rekombinantes IL-10 oder Plazebo subkutan über 28 Tage erhielten, wurden die Patienten über 20 Wochen nach Komplettierung der Behandlung nachbeobachtet (Fedorak et al. 2000). Es war keine Begleittherapie erlaubt. 23% der verumbehandelten Patienten sprachen auf die Therapie mit einer Reduktion des CDAI von über 100 Punkten an (Fedorak et al. 2000). Hier zeigte kein Patient in der Plazebogruppe einen entsprechenden Therapieerfolg. Bei den verumbehandelten Patienten zeigte sich als Hauptnebenwirkung ein Abfall des Hämatokrits und eine Thrombozytopenie.

In einer Studie zur Effektivität wurden 329 Patienten mit therapierefraktärem Morbus Crohn und einem mittleren CDAI von 271 eingeschlossen (Schreiber et al. 2000). In einer Subgruppe von Patienten, die 8 µg/kg KG der Studienmedikation erhielten, zeigte sich ein Trend zu einem verbesserten klinischen Ansprechen, Unterschiede bezüglich der Remissionsrate waren jedoch nicht nachweisbar (Schreiber et al. 2000). Die Gesamtremissionsrate für alle Verumpatienten und plazebobehandelten Patienten war identisch bei etwa 20% (Schreiber et al. 2000). Kritisch angemerkt werden muss, dass selbst bei dem Trend zu einem positiven Effekt in der 8 µg/kg KG Gruppe, die einen CDAI :275 hatte, unklar bleibt, warum die Patienten, die mit einer höheren Dosierung (20 µg/kg KG) behandelt wurden, kein verbessertes Ansprechen im Vergleich zu Plazebo aufwiesen.

Letztlich sind auch diese Ergebnisse enttäuschend. Mehrere Gründe für den mangelnden klinischen Effekt von IL-10 werden in der Literatur diskutiert (Herfarth u. Scholmerich 2002). Zum einen könnten die verabreichten systemischen Dosen lokal in der Mukosa zu niedrig sein, um die gewünschten immunmodulierenden Effekte zu erzielen. Höhere systemische Dosierung sind jedoch durch die genannten Nebenwirkungen wie Anämie, Kopfschmerzen und Thrombozytopenie limitiert. Aus den tierexperimentellen Daten konnte zudem – wie bereits erwähnt – die Schlussfolgerung gezogen werden, dass IL-10 mehr präventive als therapeutische Wirkungen hat. Eventuell ist auch IL-10 als Monotherapie nicht effektiv genug. Eine Kombination mit Steroiden oder Immunsuppressiva muss hier erwogen werden. Zudem könnten immunstimulierende Eigenschaften von IL-10 auf B- und NK-Zellen die immunmodulierenden Eigenschaften aufheben. Eine neuere Publikation von Tilg et al. (2002) zeigte, dass bei Behandlung von Crohn-Patienten mit rekombinantem humanen IL-10 das proinflammatorische Zytokin IFNγ induziert wurde. Lauw et al. (2000) zeigten, dass IL-10 proinflammatorische Effekte während der Endotoxämie haben kann.

IL-11 in der Therapie des Morbus Crohn

Interleukin-11 (IL-11) ist ein Zytokin, dass 1990 als Mediator der Plasmazellproliferation kloniert wurde (Schwertschlag et al. 1999; Veljaca 2001). Es ist ein Mitglied der sog. IL-6-Zytokinfamilie, zu der neben IL-11 auch IL-6, Leukemia Inhibiting Faktor (LIF) und ähnliche gehören. IL-11 ist ein pleiotropes Zytokin mit einer Vielzahl biologischer Effekte in hämatopoetischen Zellen und Zellen des Immunsystems (Schwertschlag et al. 1999). In Makrophagen und Monozyten hat es antiinflammatorische Eigenschaften und senkt die Produktion proinflammatorischer Zytokine (Opal u. DePalo 2000). In B-Zellen und Epithelzellen hat es proliferative Effekte. In Hepatozyten konnte eine Induktion von Akutphaseproteinen nachgewiesen werden. In einer Vielzahl von Zelllinien wurden zudem antiapoptotische Effekte beobachtet. Gewebsprotektive Effekte von IL-11 auf die intestinale Mukosa wurden in CED-Tiermodellen z. B. der HLA-B27-transgenen Ratte postuliert (Veljaca 2001).

Im März diesen Jahres publizierten Sand et al. die erste Studie zur Behandlung von Morbus-Crohn-Patienten mit rekombinantem IL-11 (Sands et al. 2002), nachdem 1999 erste Daten zur Sicherheit der Behandlung mit IL-11 veröffentlicht worden waren (Sands et al. 1999). Letztlich müssen auch die Ergebnisse dieser Studie als enttäuschend bezeichnet werden. In der Studie wurden 25 Patienten mit Plazebo behandelt, 31 Patienten erhielten einmal pro Woche 15 µg/kg KG rekombinantes IL-11, 20 Patienten erhielten zweimal pro Woche 7,5 µg/kg KG IL-11 (Sands et al. 1999). Initial wurde in jede Gruppe 50 Patienten eingeschlossen, sodass hier ebenfalls eine hohe Drop-out-Rate vorliegt. Für den Abfall des mittleren CDAI konnte in keiner Behandlungsgruppe ein signifikanter Effekt nachgewiesen werden (Sands et al. 1999). Sechs Wochen nach Behandlungsbeginn wurde für die Therapie mit 15 µg/kg einmal pro Woche ein signifikanter Effekt für den Anteil der Patienten in Remission nachgewiesen. Knapp 40% der Patienten waren hier in Remission, im Gegensatz zu etwa 15% mit Gabe von 7,5 µg/kg zweimal pro Woche und Plazebo (p=0,038). Dieser signifikante Effekt war jedoch an Woche 10, am Endpunkt der Studie, nicht mehr nachweisbar. Die Therapie war nebenwirkungsarm, sicher und gut toleriert.

Aufgrund der vorliegenden Ergebnisse kann jedoch IL-11, zumindest in der verwendeten Applikationsform und Konzentration, nicht als Erfolg versprechendes Therapeutikum bei aktivem Morbus Crohn eingesetzt werden.

IL-18 als neuestes Target einer Antizytokintherapie

Interleukin 18 (IL-18) ist ein Mitglied der IL-1-Zytokinfamilie. Es wurde ursprünglich als IFNγ-induzierender Faktor identifiziert. Da IFNγ möglicherweise einer der zentralen entzündungsinduzierenden Faktoren bei chronisch entzündlichen Darmerkrankungen ist, könnte IL-18 eine wichtige Rolle bei der Perpetuierung der chronischen Entzündung zukommen (Chikano et al. 2000; Dinarello 2000; Esfandiari et al. 2001; Gracie et al. 1999; Leung et al. 2000). Es ist bekannt, dass IL-18 die Th1-Zelldifferenzierung stimuliert. Es induziert neben IFNγ auch TNFα, IL-1β, IL-8 und GM-

CSF. Erhöhte IL-18-Konzentration wurden in den Mukosa von Patienten mit chronisch entzündlichen Darmerkrankungen nachgewiesen (Kanai et al. 2001; Pizarro et al. 1999). Bisher wurde ein therapeutischer Effekt der Neutralisierung von IL-18 vor allen Dingen im kollageninduzierten Modell der Arthritis der Maus nachgewiesen (Leung et al. 2000; Mallat et al. 2001; Plater-Zyberk et al. 2001; Siegmund et al. 2001; Wirtz et al 2002; Ten Hove et al. 2001; Walter et al. 2001). Rekombinantes humanes IL-18-Binding-Protein (IL-18 bp) zeigte hier eine deutliche Besserung der experimentellen Arthritis (Plater-Zyberk et al. 2001).

Darüber hinaus konnten auch in Kolitis-Mausmodellen erhöhte IL-18-Spiegel nachgewiesen werden. Durch die lokale Behandlung mit einen Adenovirus, der IL-18-antisense-mRNA exprimiert, konnte die Kolitis in SCID-Mäusen behandelt werden (Wirtz et al. 2002). Auch im TNBS-induzierten Kolitismodell hemmte eine Blockade des endogenen IL-18 die lokale TNF-Produktion (Ten Hove et al. 2001). Aus diesem Grunde wird IL-18 momentan als neues erfolgsversprechendes Target in der Therapie von Patienten mit M. Crohn angesehen.

Macht die Hemmung von NF-κB Sinn?

Eine ganze Reihe dieser Strategien (Anti-TNF, Anti-IL-1, Anti-IL-18, IL10) zielt letztlich darauf ab, die Aktivierung des proentzündlichen Transkriptionsfaktors NF-κB zu inhibieren (Schreiber 1998). Man muss jedoch die Frage stellen, ob NF-κB immer als negativer Faktor in der Regulation einer Entzündung anzusehen ist. Neueste Ergebnisse, die Ende des vergangenen Jahres in der „Nature Medicine" publiziert wurden, lassen daran zweifeln. Hier wird eine mögliche neue Rolle von NF-κB bei der Abheilung der Entzündung diskutiert (Lawrence et al. 2001). Die Autoren konnten zeigen, dass die NF-κB-Aktivierung zu Beginn einer Entzündung in der Tat zur Synthese proentzündlicher Zytokine führt. Die NF-κB-Aktivierung während der Heilungsphase führt jedoch zur Synthese antientzündlicher Zytokine und letztlich zur Apoptose von Entzündungszellen (Lawrence et al. 2001). Eine Hemmung von NF-κB während der Heilungsphase verlängert die Entzündungsreaktion und verhindert diese Apoptose, was insgesamt für die Entzündung negative Effekte nach sich zieht und die Entzündung chronifiziert.

Wenn man die genannten Studien und Ergebnisse kritisch wertet und die Frage „Was bringen Zytokin und Antizytokine derzeit in der Therapie der chronisch entzündlichen Darmerkrankungen?" beantworten will, so lässt sich nur ein Fazit ziehen: Bezogen auf die initialen Hoffnungen, die Entwicklungs- und die Therapiekosten bringen die neuen Zytokine und Antizytokine für die Therapie chronisch-entzündlicher Darmerkrankungen eindeutig zu wenig. Keine der oben geschilderten Studien kann den Kliniker bisher überzeugen. Im Gegensatz zur rheumatoiden Arthritis, wo eine Reihe dieser Medikamente offensichtlich positive Effekte hat, ist eine überzeugende therapeutische Wirkung bei Patienten mit M. Crohn oder Colitis ulcerosa nicht gegeben. Es erscheint daher bis zu einem gewissen Grad fragwürdig, warum der Weg des Drug-Designs in dieser Form und Konsequenz weiter beschritten wird.

Alternative Strategien, die möglicherweise kostengünstigere Substanzen einsetzen könnten, sollten wieder vermehrt in den Vordergrund rücken. Da Zytokin- und Antizytokinstrategien, generell bezogen auf die hohen Entwicklungs- und Therapiekosten, nur bedingt erfolgreich zu sein scheinen, benötigen wir dringend neue Ideen, neue Strategien und Innovationen.

Literatur

Autenrieth IB, Bucheler N, Bohn E, Heinze G u. Horak I. (1997) Cytokine mRNA expression in intestinal tissue of interleukin-2 deficient mice with bowel inflammation. Gut 41: 793-800

Axelsson LG, Landstrom E, Bylund-Fellenius AC (1998) Experimental colitis induced by dextran sulphate sodium in mice: beneficial effects of sulphasalazine and olsalazine. Aliment Pharmacol Ther 12: 925-934

Aringer M, Graninger WB (2002) Treating rheumatoid arthritis with new disease modifying drugs. Acta Med Austriaca 29: 33-35

Arnott ID, McDonald D, Williams A, Ghosh S (2001) Clinical use of Infliximab in Crohn's disease: the Edinburgh experience. Aliment Pharmacol Ther 15: 1639-1646

Asseman C, Mauze S, Leach MW, Coffman RL, Powrie F (1999) An essential role for interleukin 10 in the function of regulatory T cells that inhibit intestinal inflammation. J Exp Med 190: 995-1004

Baert FJ, Rutgeerts PR (1999) Anti-TNF strategies in Crohn's disease: mechanisms, clinical effects, indications. Int J Colorectal Dis 14: 47-51

Baldassano RN (2001) Anti-TNF therapies have eliminated the need for steroids in pediatric Crohn's disease: pro. Why use steroids if safer therapies are available? Inflamm Bowel Dis 7: 338-341; discussion 345-336

Barbara G, Xing Z, Hogaboam CM, Gauldie J, Collins SM (2000) Interleukin 10 gene transfer prevents experimental colitis in rats. Gut 46: 344-349

Berg DJ, Davidson N, Kuhn R et al. (1996) Enterocolitis and colon cancer in interleukin-10-deficient mice are associated with aberrant cytokine production and CD4(+) TH1-like responses. J Clin Invest 98: 1010-1020

Bertrand V, Quere S, Guimbaud R et al. (1998) Effects of murine recombinant interleukin-10 on the inflammatory disease of rats transgenic for HLA-B27 and human beta 2-microglobulin. Eur Cytokine Netw 9: 161-170

Bhan AK, Mizoguchi E, Smith RN, Mizoguchi A (2000) Spontaneous chronic colitis in TCR alpha-mutant mice; an experimental model of human ulcerative colitis. Int Rev Immunol 19: 123-138

Boirivant M, Fuss IJ, Chu A, Strober W (1998) Oxazolone colitis: A murine model of T helper cell type 2 colitis treatable with antibodies to interleukin 4. J Exp Med 188: 1929-1939

Boone DL, Dassopoulos T, Lodolce JP, Chai S, Chien M, Ma A (2002) Interleukin-2-deficient mice develop colitis in the absence of CD28 costimulation. Inflamm Bowel Dis 8: 35-42

Boraschi D, Macchia G, Ruggiero P, Tagliabue A (1996) Structure-function relationship in the IL-1 family. Front Biosci 1: 270-308

Bregenholt S, Claesson MH (1998) Increased intracellular Th1 cytokines in scid mice with inflammatory bowel disease. Eur J Immunol 28: 379-389

Burns RC, Rivera-Nieves J, Moskaluk CA, Matsumoto S, Cominelli F, Ley K (2001) Antibody blockade of ICAM-1 and VCAM-1 ameliorates inflammation in the SAMP-1/Yit adoptive transfer model of Crohn's disease in mice. Gastroenterology 121: 1428-1436

Camoglio L, Juffermans NP, Peppelenbosch M, te Velde AA, ten Kate FJ, van Deventer SJ, Kopf M (2002) Contrasting roles of IL-12p40 and IL-12p35 in the development of hapten- induced colitis. Eur J Immunol 32: 261-269

Chikano S, Sawada K, Shimoyama T et al. (2000) IL-18 and IL-12 induce intestinal inflammation and fatty liver in mice in an IFN-gamma dependent manner. Gut 47: 779-786

Colombel JF, Rutgeerts P, Malchow H et al. (2001) Interleukin 10 (Tenovil) in the prevention of postoperative recurrence of Crohn's disease. Gut 49: 42-46

Colpaert S, Liu Z, De Greef B, Rutgeerts P, Ceuppens JL, Geboes K (2001) Effects of anti-tumour necrosis factor, interleukin-10 and antibiotic therapy in the indometacin-induced bowel inflammation rat model. Aliment Pharmacol Ther 15: 1827-1836

Cominelli F, Pizarro TT (1996) Interleukin-1 and interleukin-1 receptor antagonist in inflammatory bowel disease. Aliment Pharmacol Ther 10: 49-53; discussion 54

Conroy CA, Cattell R (2001) Infliximab treatment for Crohn's disease. Postgrad Med J 77: 436-440

Carson WE, Dierksheide JE, Jabbour S et al. (2000) Coadministration of interleukin-18 and interleukin-12 induces a fatal inflammatory response in mice: critical role of natural killer cell interferon-gamma production and STAT-mediated signal transduction. Blood 96: 1465-1473

Davidson NJ, Leach MW, Fort MM, Thompson-Snipes L, Kuhn R, Muller W, Berg DJ, Rennick DM (1996) T helper cell 1-type CD4+ T cells, but not B cells, mediate colitis in interleukin 10-deficient mice. J Exp Med 184: 241-251 de Jong YP, Abadia-Molina AC, Satoskar AR et al. (2001) Development of chronic colitis is dependent on the cytokine MIF. Nat Immunol 2: 1061-1066

Dinarello CA (2000) Interleukin-18, a proinflammatory cytokine. Eur Cytokine Netw 11: 483-486

D'Haens GR (2001) Tissue effects of anti-TNF therapies. Acta Gastroenterol Belg 64: 173-176

D'Haens G, Swijsen C, Noman M, Lemmens L, Ceuppens J, Agbahiwe H, Geboes K, Rutgeerts P (2001) Etanercept in the treatment of active refractory Crohn's disease: a single-center pilot trial. Am J Gastroenterol 96: 2564-2568

Dhainaut JF, Vincent JL, Richard C et al. (1995) CDP571, a humanized antibody to human tumor necrosis factor-alpha: safety, pharmacokinetics, immune response, and influence of the antibody on cytokine concentrations in patients with septic shock CPD571. Sepsis Study Group Crit Care Med 23: 1461-1469

Dohi T, Fujihashi K, Rennert PD, Iwatani K, Kiyono H, McGhee JR (1999) Hapten-induced colitis is associated with colonic patch hypertrophy and T helper cell 2-type responses. J Exp Med 189: 1169-1180

Dohi T, Fujihashi K, Kiyono H, Elson CO, McGhee JR (2000) Mice deficient in Th1- and Th2-type cytokines develop distinct forms of hapten-induced colitis. Gastroenterology 119: 724-733

Du X, Liu Q, Yang Z, Orazi A, Rescorla FJ, Grosfeld JL, Williams DA (1997) Protective effects of interleukin-11 in a murine model of ischemic bowel necrosis. Am J Physiol 272: G545-552

Davidson NJ, Hudak SA, Lesley RE, Menon S, Leach MW, Rennick DM (1998) IL-12, but not IFN-gamma, plays a major role in sustaining the chronic phase of colitis in IL-10-deficient mice. J Immunol 161: 3143-3149

Egger B, Bajaj-Elliott M, MacDonald TT, Inglin R, Eysselein VE, Buchler MW (2000) Characterisation of acute murine dextran sodium sulphate colitis: cytokine profile and dose dependency. Digestion 62: 240-248

Ehrhardt RO, Ludviksson BR, Gray B, Neurath M, Strober W (1997) Induction and prevention of colonic inflammation in IL-2-deficient mice. J Immunol 158: 566-573

Esfandiari E, McInnes IB, Lindop G, Huang FP, Field M, Komai-Koma M, Wei X, Liew FY (2001a) A proinflammatory role of IL-18 in the development of spontaneous autoimmune disease. J Immunol 167: 5338-5347

Esfandiari E, McInnes IB, Lindop G, Huang FP, Field M, Komai-Koma M, Wei X, Liew FY (2001b) A proinflammatory role of IL-18 in the development of spontaneous autoimmune disease. J Immunol 167: 5338-5347

Fantuzzi G (2001) Lessons from interleukin-deficient mice: the interleukin-1 system. Acta Physiol Scand 173: 5-9

Feagan BG, Enns R, Fedorak RN, Panaccione R, Pare P, Steinhart AH, Wild G (2001) Infliximab for the treatment of Crohn's disease: efficacy, safety and pharmacoeconomics. Can J Clin Pharmacol 8: 188-198

Fedorak RN, Gangl A, Elson CO et al. (2000) Recombinant human interleukin 10 in the treatment of patients with mild to moderately active Crohn's disease. The Interleukin 10 Inflammatory Bowel Disease Cooperative Study Group. Gastroenterology 119: 1473-1482

Fefferman DS, Shah SA, Alsahlil M, Gelrud A, Falchulk KR, Farrell RJ (2001) Successful treatment of refractory esophageal Crohn's disease with infliximab. Dig Dis Sci 46: 1733-1735

Feldman M, Taylor P, Paleolog E, Brennan FM, Maini RN (1998) Anti-TNF alpha therapy is useful in rheumatoid arthritis and Crohn's disease: analysis of the mechanism of action predicts utility in other diseases. Transplant Proc 30: 4126-4127

Fries W, Giofre MR, Catanoso M, Lo GR (2002) Treatment of acute uveitis associated with Crohn's disease and sacroileitis with infliximab,. Am J Gastroenterol, 97: 499-500

Fuss IJ, Marth T, Neurath MF, Pearlstein GR, Jain A, Strober W (1999) Anti-interleukin 12 treatment regulates apoptosis of Th1 T cells in experimental colitis in mice. Gastroenterology 117: 1078-1088

Garrelds IM, van Meeteren ME, Meijssen MA, Zijlstra FJ (2002) Interleukin-2-Deficient mice: effect on cytokines and inflammatory cells in chronic colonic disease. Dig Dis Sci 47: 503-510

Gracie JA, Forsey RJ, Chan WL et al. (1999) A proinflammatory role for IL-18 in rheumatoid arthritis. J Clin Invest 104: 1393-1401

Hagenbaugh A, Sharma S, Dubinett SM et al. (1997) Altered immune responses in interleukin 10 transgenic mice. J Exp Med 185: 2101-2110

Herfarth H, Brand K, Rath HC, Rogler G, Scholmerich J, Falk W (2000) Nuclear factor-kappa B activity and intestinal inflammation in dextran sulphate sodium (DSS)-induced colitis in mice is suppressed by gliotoxin. Clin Exp Immunol 120: 59-65

Herfarth HH, Mohanty SP, Rath HC, Tonkonogy S, Sartor RB (1996) Interleukin 10 suppresses experimental chronic, granulomatous inflammation induced by bacterial cell wall polymers. Gut 39: 836-845

Herfarth H, Scholmerich J (2002) IL-10 therapy in Crohn's disease: at the crossroads Treatment of Crohn's disease with the anti-inflammatory cytokine interleukin 10. Gut 50: 146-147

Rankin EC, Choy EH, Kassimos D, Kingsley GH, Sopwith AM, Isenberg DA, Panayi GS (1995) The therapeutic effects of an engineered human anti-tumour necrosis factor alpha antibody (CDP571) in rheumatoid arthritis. Br J Rheumatol 34: 334-342

Hommes DW, van De Heisteeg BH, van Der Spek M, Bartelsman JF, van Deventer SJ (2002) Infliximab treatment for Crohn's disease: one-year experience in a dutch academic hospital. Inflamm Bowel Dis 8: 81-86

Hornquist CE, Lu X, Rogers-Fani PM, Rudolph U, Shappell S, Birnbaumer L, Harriman GR (1997) G(alpha)i2-deficient mice with colitis exhibit a local increase in memory CD4+ T cells and proinflammatory Th1-type cytokines. J Immunol 158: 1068-1077

Hyams JS (2001) Use of infliximab in the treatment of Crohn's disease in children and adolescents. J Pediatr Gastroenterol Nutr 33 (Suppl 1) S36-39

Kam LY, Targan SR (2000) TNF-alpha antagonists for the treatment of Crohn's disease. Expert Opin Pharmacother 1: 615-622

Kanai T, Watanabe M, Okazawa A et al. (2001) Macrophage-derived IL-18-mediated intestinal inflammation in the murine model of Crohn's disease. Gastroenterology 121: 875-888

Kaser A, Mairinger T, Vogel W, Tilg H (2001) Infliximab in severe steroid-refractory ulcerative colitis: a pilot study. Wien Klin Wochenschr 113: 930-933

Keates AC, Castagliuolo I, Cruickshank WW, Qiu B, Arseneau KO, Brazer W, Kelly CP (2000) Interleukin 16 is up-regulated in Crohn's disease and participates in TNBS colitis in mice. Gastroenterology 119: 972-982

Keyser FD, Mielants H, Veys EM (2001) Current use of biologicals for the treatment of spondyloarthropathies. Expert Opin Pharmacother 2: 85-93

Kuhn R, Lohler J, Rennick D, Rajewsky K, Muller W (1993) Interleukin-10-deficient mice develop chronic enterocolitis. Cell 75: 263-274

Kosinski M, Kujawski SC, Martin R, Wanke LA, Buatti MC, Ware JE Jr, Perfetto EM (2002) Health-related quality of life in early rheumatoid arthritis: impact of disease and treatment response. Am J Manag Care 8: 231-240

Kojouharoff G, Hans W, Obermeier F, Mannel DN, Andus T, Scholmerich J, Gross V, Falk W (1997) Neutralization of tumour necrosis factor (TNF) but not of IL-1 reduces inflammation in chronic dextran sulphate sodium-induced colitis in mice. Clin Exp Immunol 107: 353-358

Kumar A, Creery WD (2000) The therapeutic potential of interleukin 10 in infection and inflammation. Arch Immunol Ther Exp 48: 529-538

LaDuca JR, Gaspari AA (2001) Targeting tumor necrosis factor alpha New drugs used to modulate inflammatory diseases. Dermatol Clin 19: 617-635

Lauw FN, Pajkrt D, Hack CE, Kurimoto M, van Deventer SJ, van der Poll T (2000) Pro-inflammatory effects of IL-10 during human endotoxemia. J Immunol 165: 2783-2789

Lawrence T, Gilroy DW, Colville-Nash PR, Willoughby DA (2001) Possible new role for NF-kappaB in the resolution of inflammation. Nat Med 7: 1291-1297

Leach MW, Davidson NJ, Fort MM, Powrie F, Rennick DM (1999) The role of IL-10 in inflammatory bowel disease: „of mice and men". Toxicol Pathol 27: 123-133

Lebel E, Vallieres L, Rivest S (2000) Selective involvement of interleukin-6 in the transcriptional activation of the suppressor of cytokine signaling-3 in the brain during systemic immune challenges. Endocrinology 141: 3749-3763

Leung BP, McInnes IB, Esfandiari E, Wei XQ, Liew FY (2000) Combined effects of IL-12 and IL-18 on the induction of collagen- induced arthritis. J Immunol 164: 6495-6502

Liu Z, Geboes K, Heremans H, Overbergh L, Mathieu C, Rutgeerts P, Ceuppens JL (2001) Role of interleukin-12 in the induction of mucosal inflammation and abrogation of regulatory T cell function in chronic experimental colitis. Eur J Immunol 31: 1550-1560

Lugering N, Kucharzik T, Stein H, Winde G, Lugering A, Hasilik A, Domschke W, Stoll R (1998) IL-10 synergizes with IL-4 and IL-13 in inhibiting lysosomal enzyme secretion by human monocytes and lamina propria mononuclear cells from patients with inflammatory bowel disease. Dig Dis Sci 43: 706-714

Lugering A, Schmidt M, Lugering N, Pauels HG, Domschke W, Kucharzik T (2001) Infliximab induces apoptosis in monocytes from patients with chronic active Crohn's disease by using a caspase-dependent pathway. Gastroenterology 121: 1145-1157

Madsen KL (2001) Inflammatory bowel disease: lessons from the IL-10 gene-deficient mouse. Clin Invest Med 24: 250-257

Mallat Z, Corbaz A, Scoazec A et al. (2001) Interleukin-18/interleukin-18 binding protein signaling modulates atherosclerotic lesion development and stability. Circ Res 89: E41-45

Mantovani A, Muzio M, Ghezzi P, Colotta F, Introna M (1996) Negative regulators of the interleukin-1 system: receptor antagonists and a decoy receptor. Int J Clin Lab Res 26: 7-14

Mantovani A, Muzio M, Ghezzi P, Colotta C, Introna M (1998) Regulation of inhibitory pathways of the interleukin-1 system. Ann N Y Acad Sci 840: 338-351

McClane SJ, Rombeau JL (1999) Cytokines and inflammatory bowel disease: a review JPEN. J Parenter Enteral Nutr 23: S20-24

McDermot MF (2001) TNF and TNFR biology in health and disease. Cell Mol Biol (Noisy-le-grand) 47: 619-635

Mouser JF, Hyams JS (1999) Infliximab: a novel chimeric monoclonal antibody for the treatment of Crohn's disease. Clin Ther 21: 932-942; discussion 931

Nakamura S, Otani T, Ijiri Y, Motoda R, Kurimoto M, Orita K (2000) IFN-gamma-dependent and -independent mechanisms in adverse effects caused by concomitant administration of IL-18 and IL-12. J Immunol 164: 3330-3336

Neurath MF, Pettersson S, Meyer zum Buschenfelde KH, Strober W (1996) Local administration of antisense phosphorothioate oligonucleotides to the p65 subunit of NF-kappa B abrogates established experimental colitis in mice. Nat Med 2: 998-1004

Neurath MF, Fuss I, Pasparakis M, Alexopoulou L, Haralambous S, Meyer zum Buschenfelde KH, Strober W, Kollias G (1997a) Predominant pathogenic role of tumor necrosis factor in experimental colitis in mice. Eur J Immunol 27: 1743-1750

Neurath MF, Pettersson S (1997b) Predominant role of NF-kappa B p65 in the pathogenesis of chronic intestinal inflammation. Immunobiology 198: 91-98

Neurath MF, Fuss I, Schurmann G et al. (1998) Cytokine gene transcription by NF-kappa B family members in patients with inflammatory bowel disease. Ann N Y Acad Sci 859: 149-159

Nikolaus S, Bauditz J, Gionchetti P, Witt C, Lochs H, Schreiber S (1998) Increased secretion of pro-inflammatory cytokines by circulating polymorphonuclear neutrophils and regulation by interleukin 10 during intestinal inflammation. Gut 42: 470-476

Ofei F, Hurel S, Newkirk J, Sopwith M, Taylor R (1996) Effects of an engineered human anti-TNF-alpha antibody (CDP571) on insulin sensitivity and glycemic control in patients with NIDDM. Diabetes 45: 881-885

O'Neill LA, Greene C (1998) Signal transduction pathways activated by the IL-1 receptor family: ancient signaling machinery in mammals, insects, and plants. J Leukoc Biol 63: 650-657

Opal SM, DePalo VA (2000) Anti-inflammatory cytokines. Chest: 117 1162-1172

Panaccione R (2001) Infliximab for the treatment of Crohn's disease: review and indications for clinical use in Canada. Can J Gastroenterol 15: 371-375

Papadakis KA, Targan SR (2000) Role of cytokines in the pathogenesis of inflammatory bowel disease. Annu Rev Med 51: 289-298

Pizarro TT, Michie MH, Bentz M, Woraratanadharm J, Smith MF, Jr, Foley E, Moskaluk CA, Bickston SJ, Cominelli F (1999) IL-18, a novel immunoregulatory cytokine, is up-regulated in Crohn's disease: expression and localization in intestinal mucosal cells. J Immunol 162: 6829-6835

Plater-Zyberk C, Joosten LA, Helsen MM et al. (2001) Therapeutic effect of neutralizing endogenous IL-18 activity in the collagen-induced model of arthritis. J Clin Invest 108: 1825-1832

Podolsky DK (1997) Lessons from genetic models of inflammatory bowel disease. Acta Gastroenterol Belg 60: 163-165

Powrie F, Leach MW, Mauze S, Menon S, Caddle LB, Coffman RL (1994) Inhibition of Th1 responses prevents inflammatory bowel disease in scid mice reconstituted with CD45RBhi CD4+ T cells. Immunity 1: 553-562

Pugsley MK (2001) Etanercept Immunex. Curr Opin Investig Drugs 2: 1725-1731

Rankin EC, Choy EH, Kassimos D, Kingsley GH, Sopwith AM, Isenberg DA, Panayi GS (1995) The therapeutic effects of an engineered human anti-tumour necrosis factor alpha antibody (CDP571) in rheumatoid arthritis. Br J Rheumatol 34: 334-342

Rennick DM, Fort MM, Davidson NJ (1997) Studies with IL-10-/- mice: an overview. J Leukoc Biol 61: 389-396

Rennick DM, Fort MM (2000) Lessons from genetically engineered animal models XII IL-10-deficient (IL-10(-/-) mice and intestinal inflammation. Am J Physiol Gastrointest Liver Physiol 278: G829-833

Rogler G, Andus T (1998) Cytokines in inflammatory bowel disease. World J Surg 22: 382-389

Sadlack B, Merz H, Schorle H, Schimpl A, Feller AC, Horak I (1993) Ulcerative colitis-like disease in mice with a disrupted interleukin-2 gene. Cell 75: 253-261

Sandborn WJ, Hanauer SB (1999) Antitumor necrosis factor therapy for inflammatory bowel disease: a review of agents, pharmacology, clinical results, and safety. Inflamm Bowel Dis 5: 119-133

Sandborn WJ, Feagan BG, Hanauer SB et al. (2001) An engineered human antibody to TNF (CDP571) for active Crohn's disease: a randomized double-blind placebo-controlled trial. Gastroenterology 120: 1330-1338

Sandborn WJ, Hanauer SB, Katz S et al. (2001) Etanercept for active Crohn's disease: a randomized, double-blind, placebo-controlled trial. Gastroenterology 121: 1088-1094

Sands BE, Bank S, Sninsky CA et al. (1999) Preliminary evaluation of safety and activity of recombinant human interleukin 11 in patients with active Crohn's disease. Gastroenterology 117: 58-64

Sands BE, Winston BD, Salzberg B et al. (2002) Randomized, controlled trial of recombinant human interleukin-11 in patients with active Crohn's disease. Aliment Pharmacol Ther 16: 399-406

Sartor RB (2000) Colitis in HLA-B27/beta 2 microglobulin transgenic rats. Int Rev Immunol 19: 39-50

Scallon BJ, Moore MA, Trinh H, Knight DM, Ghrayeb J (1995) Chimeric anti-TNF-alpha monoclonal antibody cA2 binds recombinant transmembrane TNF-alpha and activates immune effector functions. Cytokine 7: 251-259

Scheerens H, Hessel E, de Waal-Malefyt R, Leach MW, Rennick D (2001) Characterization of chemokines and chemokine receptors in two murine models of inflammatory bowel disease: IL-10-/- mice and Rag-2-/- mice reconstituted with CD4+CD45RBhigh T cells. Eur J Immunol 31: 1465-1474

Schreiber S (1998) Experimental immunomodulatory therapy of inflammatory bowel disease. Neth J Med 53: S24-31

Schreiber S, Fedorak RN, Nielsen OH et al. (2000) Safety and efficacy of recombinant human interleukin 10 in chronic active Crohn's disease. Crohn's Disease IL-10 Cooperative Study Group. Gastroenterology 119: 1461-1472

Schultz M, Tonkonogy SL, Sellon RK et al. (1999) IL-2-deficient mice raised under germfree conditions develop delayed mild focal intestinal inflammation. Am J Physiol 276: G1461-1472

Schwertschlag US, Trepicchio WL, Dykstra KH, Keith JC, Turner KJ, Dorner AJ (1999) Hematopoietic, immunomodulatory and epithelial effects of interleukin- 11. Leukemia 13: 1307-1315

Serrano MS, Schmidt-Sommerfeld E, Kilbaugh TJ, Brown RF, Udall JN Jr, Mannick EE (2001) Use of infliximab in pediatric patients with inflammatory bowel disease. Ann Pharmacother 35: 823-828

Siegmund B, Fantuzzi G, Rieder F et al. (2001) Neutralization of interleukin-18 reduces severity in murine colitis and intestinal IFN-gamma and TNF-alpha production. Am J Physiol 281: R1264-1273

Srinivasan R (2001) Infliximab treatment and pregnancy outcome in active Crohn's disease. Am J Gastroenterol 96: 2274-2275

Stack WA, Mann SD, Roy AJ et al. (1997) Randomised controlled trial of CDP571 antibody to tumour necrosis factor-alpha in Crohn's disease. Lancet 349: 521-524

Steidler L, Hans W, Schotte L, Neirynck S, Obermeier F, Falk W, Fiers W, Remaut E (2000) Treatment of murine colitis by Lactococcus lactis secreting interleukin-10. Science 289: 1352-1355

Stephens S, Emtage S, Vetterlein O et al. (1995) Comprehensive pharmacokinetics of a humanized antibody and analysis of residual anti-idiotypic responses. Immunology 85: 668-674

Stevceva L, Pavli P, Husband A, Ramsay A, Doe WF (2001) Dextran sulphate sodium-induced colitis is ameliorated in interleukin 4 deficient mice. Genes Immun 2: 309-316

Strober W, Ludviksson BR, Fuss IJ (1998) The pathogenesis of mucosal inflammation in murine models of inflammatory bowel disease and Crohn disease. Ann Intern Med 128: 848-856

Strober W, Fuss I, Kitani A (2001) Regulation of experimental mucosal inflammation. Acta Odontol Scand 59: 244-247

Takeuchi O, Akira S (2001) Toll-like receptors; their physiological role and signal transduction system. Int Immunopharmacol 1: 625-635

Ten Hove T, Corbaz A, Amitai H et al. (2001) Blockade of endogenous IL-18 ameliorates TNBS-induced colitis by decreasing local TNF-alpha production in mice. Gastroenterology 121: 1372-1379

ten Hove T, van Montfrans C, Peppelenbosch MP, van Deventer SJ (2002) Infliximab treatment induces apoptosis of lamina propria T lymphocytes in Crohn's disease. Gut 50: 206-211

Thompson RC, Dripps DJ, Eisenberg SP (1992) Interleukin-1 receptor antagonist (IL-1ra) as a probe and as a treatment for IL-1 mediated disease. Int J Immunopharmacol 14:, 475-480

Tilg H, van Montfrans C, van den Ende A et al. (2002) Treatment of Crohn's disease with recombinant human interleukin 10 induces the proinflammatory cytokine interferon gamma. Gut 50: 191-195

Trinchard-Lugan I, Ho-Nguyen Q, Bilham WM, Buraglio M, Ythier A, Munafo A (2001) Safety, pharmacokinetics and pharmacodynamics of recombinant human tumour necrosis factor-binding protein-1 (Onercept) injected by intravenous, intramuscular and subcutaneous routes into healthy volunteers. Eur Cytokine Netw 12: 391-398

Van Assche G, Rutgeerts P (2000) Anti-TNF agents in Crohn's disease. Expert Opin Investig Drugs 9: 103-111

van Deventer SJ, Elson CO, Fedorak RN (1997) Multiple doses of intravenous interleukin 10 in steroid-refractory Crohn's disease. Crohn's Disease Study Group. Gastroenterology 113: 383-389

van Dullemen HM, van Deventer SJ, Hommes DW, Bijl HA, Jansen J, Tytgat GN, Woody J (1995) Treatment of Crohn's disease with anti-tumor necrosis factor chimeric monoclonal antibody (cA2). Gastroenterology 109: 129-135

Veljaca M (2001) Anti-inflammatory peptides and proteins in inflammatory bowel disease. Curr Opin Investig Drugs 2: 1387-1394

von Freeden-Jeffry U, Davidson N, Wiler R, Fort M, Burdach S, Murray R (1998) IL-7 deficiency prevents development of a non-T cell non-B cell- mediated colitis. J Immunol 161: 5673-5680

Walter DM, Wong CP, DeKruyff RH, Berry GJ, Levy S, Umetsu DT (2001) Il-18 gene transfer by adenovirus prevents the development of and reverses established allergen-induced airway hyperreactivity. J Immunol 166: 6392-6398

Winsor GL, Waterhouse CC, MacLellan RL, Stadnyk AW (2000) Interleukin-4 and IFN-gamma differentially stimulate macrophage chemoattractant protein-1 (MCP-1) and eotaxin production by intestinal epithelial cells. J Interferon Cytokine Res 20: 299-308

Wirtz S, Becker C, Blumberg R, Galle PR, Neurath MF (2002) Treatment of T cell-dependent experimental colitis in SCID mice by local administration of an adenovirus expressing IL-18 antisense mRNA. J Immunol 168: 411-420

Yang F, de Villiers WJ, Lee EY, McClain CJ, Varilek GW (1999) Increased nuclear factor-kappaB activation in colitis of interleukin-2- deficient mice. J Lab Clin Med 134: 378-385

Yazici Y, Erkan D, Lockshin MD (2002) Etanercept in the treatment of severe, resistant psoriatic arthritis: continued efficacy and changing patterns of use after two years. Clin Exp Rheumatol 20: 115

Yung RL (2001) Etanercept Immunex. Curr Opin Investig Drugs 2: 216-221

Sachverzeichnis

A

Acetyl-11-Keto-β-Boswellia-Säure 5
Allopathika 21
ALM 67
Anthroposophische Medizin 11
– ante rem 18
– Arbeitsweise 13
– Autolyse 25
– CED-Therapie ff 26
– Chronisch entzündliche
  Darmerkankungen 22
– Dreigliederung 23
– Entzündungsprozess 25
– Ergometrie 19
– Erkenntismethodik 19
– Erkenntnistheoretische
  Voraussetzungen 16
– Gesundheit 19
– Holistischer Ansatz 11
– Hygio- und Salutogenese 11
– in re 18
– Inflammation 21
– Krankheit 19, 21
– Krankheitsebenen 20
– Krankheitsprozess der CED 24
– M. Crohn 23
– Nekrose 25
– post rem 18
– Sklerose 22
– Skleroseprozess 26
– Stoffwechselsystem 22
– Ziel 13
Anthroposophische Menschenkunde 13

Anti-TNF-Antikörper, ff 168
Antizytokine 167
Antroposophika 21
Aphereseverfahren ff 31
– Definition 31
Argenin 46
Argentum metallicum praep. 27
Arseniucum album 27
Astralleib 14
Ätherleib 14

B

Balsam 3
Bifidobakterien 54
Boswellia carterii 3
Boswellia-Säuren 5

C

CDP571 169
c-fos 83
Chemoprävention 75
Chemoprävention 93
Chromoendoskopie 69
Chromosomeninstabilität 75
CIN 76
c-myc 83
Cyclosporin, ff 111
– Colitis ulcerosa, steroidfraktäre 112
– Einläufe 116
– Fisteln 117

– Kombinationstherapie 115
– Nebenwirkungspektrum 116
– Studien 115, 118

D

DALM 67
Darmflora 52
Zusammensetzung 52
Deoxycholsäure 89
DNA-Aneuploidie 69
DNA-Hypomethylierung 83
DNA-Methylierung 83
Dysplasien ff 65
– Koloskopie 66
Dysplasien 84

E

Ernährungstherapie 39, 41, 42, 44, 47
– Argenin 45
– Colitis ulcerosa 42
– Effektivität 39
– Fettsäureprofil 45
– Glutamin 45
– Immunmodulation 45
– Perspektiven 47
– Remissionserhaltung 42
– TGF-β 41
– Wirkungsweise 44
Etanercept 171

F

Fibrinogenapherese 32
Fischöl 43
Fluoreszendoskopie 69
Folsäure, ff 81
Folsäure 87
– Interventionsstudien 87
Formica 26
Frameshift-Mutationen 76

G

Gallensäuren 88
– Apoptose 91
– Caspase-3 92
– Proliferation 90
– Zellzyklus 90
– Zytotoxizität 89
Glutamin 46
Granulozytenapherese ff 33
– Nebenwirkungen 34
– Zytokine 34

H

Homozystein 82
HT29 90
Hygiogenetisches Prinzip 16

I

Ich-Organisation 14
IFNγ 167
IL-1 172
IL-10, ff 174
IL-10 167
IL-11, ff 175
IL-18 176
IL-1R-AcP 173
IL-2 167
Immunapherese 32
Immunsystem 51
Infliximab, ff 145
– ACCENT-1-Studie 149
– ATTACH.Trial 148
– Herzinsuffizienz 148
– Indikation 145
– Risiko 147
– Tuberkulose 147

K

Karzinogenese 83
Karzinome 65, 70
– Antigene 70
– Biopsiezahl 68
– Inzidenz 65
– Kolonspülung 68
– Molekulare Marker 70
Karzinome 84
Karzinomrisiko 65

L

Laktobazillen 54
Laktokokken 54
Lebensleib 14
Leukozytenapherese ff 31
Lipidapherese 32
5-Lipoxygenase 5
Lymphozytenapherese 35
– Polypropylenfaser 35

M

MALT 51
Mehtionin 82
Mercurialis 27
Mesalazin 75
Mesalazin 77
– Tumorentstehung 77
Methotrexat, ff 125
– Colitis Ulcerosa 134
– Nebenwirkungen 127
– Pharmakokinetik 126
– Pharmakologie 125
– Remission 132
– Studien, ff 130
– Wirkprofil 126
5,10-Methylentetrahydrofolsäure 83
Mikrosatelliteninstabilität 75
Milieubereitung 56
– Pouchitis 56
Mismatch-Repair-Funktion 76

Moschus 3
Musik- und Maltherapie 28
Mycophenolat-Mofetil, ff 139
– Studienlage 140
– Colitis ulcerosa 140
Myrrhe 3

N

Naturerkenntnis 17
Neoplasien ff 65
NF-kB 177

O

Olibanum 3
Onercept 171
Onkogenaktivierung 70
Oxalis 27

P

p53-Expression 70
Parenterale Ernährung 43
Partikularismus 17
Plumbum mellifica 27
Probiotika 51, 53-57
– Definition 53
– Gastrointestinaltrakt 54
– Sicherheit 55
– Stammpass 55
- Studienlage ff 57
– Wirkmechanismus 55
Protoonkogene 83
Pseudoaktivität 40

Q

Quarz 27

R

Ras-Onkogennutationen 70
Rheoapherese 32
S-Adenosylmethionin 82

S

Salai guggal 3
Sandelholz 3
Schöpferprinzip 16
Serumfolatspiegel 84
Steiner, Rudolf, ff 12
Steroidfraktäre Colitis ulcerosa 112
– Dosierung..113
– Studien 113
Streptokokken 54
Suppressionstherapie 16

T

Tacrolimus (FK506), ff 117
– Fisteln 118
Tetrahydofolat 82
Tetrahydrocanabinol 4
6-Thioguanin, ff 141
– Morbus Crohn 141
Thalidomid, ff 151, 160, 161
– Angiogenese 160
– Chemotherapie 152
– E-Selektin 159
– ICAM-1 159
– LD50 151
– MAC-1 159
– Makrophagen 158
– Monozyten 158
– Monozytenapoptose 157
– Morbus Crohn, ff 153
– Nebenwirkungen 161
– NF-kB 157
– Nierenzellkarzinom 152
– Th1 159
– Th2 159

– TNF-Hemmung 157
– VCAM-1 159
– VEGF 160
– Wirkmechanismen 155
TNF-RII 171
TNFα-Rezeptoren 170
Toxinapherese 32
Triterpene 4
Tumorsuppressorgen 76
Tumorsuppressorgene 70, 76

U

Überwachungstrategie 71
Ursodesoxycholsäure, ff 88
– Chemoprevention 93
– Ernährung 88
– Karzinome 88
– Steroide 88

W

Weihrauch 3
– Boswellia carterii 4
– Boswellia serrata 4
– Gewinnung 4
– Hepatitis-C 6
– Ileitismodell 7
– Nebeneffekte 5
– P-38-MAP-Kinasen 6
– Studien 7
– Topoisomerasen-1 6
Weihrauchstraße 3

Z

Zelladsorption 33
Zimt 3
Zytapherese 32
β-Boswellia-Säure 5